당신이 심전도를 읽지 못하는 이유 2

村川裕二 지음
이만영 감수

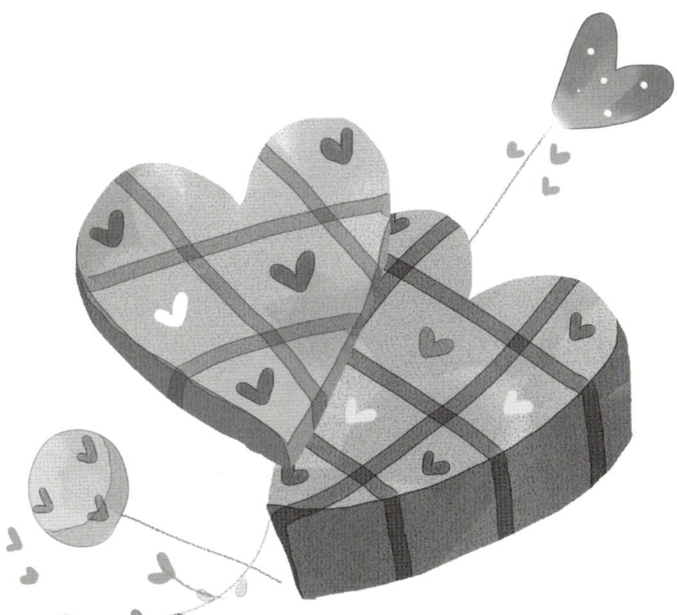

구자출판사

당신이 심전도를 읽지 못하는 이유 II

첫째판 인쇄 2013년 4월 20일
첫째판 발행 2013년 4월 30일

지 은 이 村川裕二
감 수 이만영
발 행 인 장주연
출 판 기 획 김지은
편집디자인 김안나
표지디자인 김민경
발 행 처 군자출판사
등록 제 4-139호(1991. 6. 24)
본사 (110-717) 서울특별시 종로구 인의동 112-1 동원회관 BD 6층
전화 (02) 762-9194/5 팩스 (02) 764-0209
홈페이지 | www.koonja.co.kr

ISBN 978-89-6278-724-5
978-89-6278-726-9(세트)
정가 18,000 원

서문

「당신이 심전도를 읽지 못하는 진짜 이유」는 많은 독자를 얻었습니다.

대단히 감사하게 생각합니다.

뜻하지 않게 순환기과의 스페셜리스트도 읽어 주셨습니다.

「심전도를 올바르게 판독할 수 없어도, 그만한 선택을 할 수 있게 되는 것」을 목표로 하고 있습니다.

「올바르게 심전도를 판독할 수 있는 것」이 최종 목표가 아닙니다.

어두운 밤길에서도 손으로 더듬어 집까지 도착하기 위한 발상을 제안하고 싶었습니다.

「올바른 심전도 진단」에 집착하지 않는다니 "수수하다" 라고 생각해 주시면 기쁘겠습니다.

2009년 10월

村川裕二(무라카와 유우지)

차 례

Chapter 01

심방세동과 심방조동은 형제인가?

심방세동과 심방조동은 형제인가?

- 본서에 있어서의 일관된 메시지란 '사고 회로의 단순함' 입니다. 「크고 작은 10개의 짐을 전부 안고 걷는 것은 큰일이으로, 큰 2개 이외는 버린다」라고 하는 생각을 기본으로 하고 있습니다. 심전도의 진단 능력을 향상시킬 뿐만 아니라, 여러가지 면에서 일상 진료의 폭을 넓히는데 도움이 되는 힌트가 된다면 기쁘게 생각하겠습니다.
- 심방세동과 심방조동에 대해 이야기하겠습니다.

진료 가이드 라인을 만들기 어렵다

- 심방세동 · 조동은 귀찮은 병입니다. 어떻게 치료하는가는 환자마다 큰 차이가 있습니다.
- 부정맥의 전문가에게 어드바이스를 구한 경험은 있습니까. 만약, 「심방세동의 환자를 어떻게 치료하는지 잘 모릅니다만……」 등과 같이 질문을 하면 큰 일입니다. 대답을 다 듣는데 어느 정도 시간이 걸릴지 모릅니다. 긴 시간이 걸린다고 하는 것은 명쾌하게 설명하기 어렵다고 하는 것입니다.
- 그런데, 일반론으로서가 아니고, "단 한명"의 심방세동 환자에 대해 상담했다고 해도, 자주 「이렇지도 않고, 저렇지도 않다」라고 여러가지 평가와 치료의 선택사항이 나옵니다.
- 상담을 받은 부정맥 전문가가 「깨끗이 이야기를 정리하지 않는 타입」일 가능성도 있습니다만, 비록 환자의 임상상을 잘 파악했다고 해도 심방세동 · 조동의 치료 선택에는 고려해야 할 파라미터가 많아 정말로 도움이 되는 가이드 라인을 만드는 것은 대단한 일입니다. 재미있는 것은, 가이드 라인이라고 하는 것은 그 작성에 참가한 선생님들까지도 "가이드 라인에는 얽매이지 말아 주십시오" 라고 할 수도 있는 것입니다.

심전도 진단의 그 전에

- 나의 치료 선택의 근저에 있는 것은「귀찮은 것은 하지 않는다」라고 하는 것입니다. 나 이외의 선생님이 수고와 시간을 들여 환자를 돌보는 것은 멈추지 않습니다만, 나는 하지 않습니다.
- 그 이유는 부정맥이라고 하는 것은「노력하면 노력할수록 훌륭한 결과가 약속된다」라고 하는 종류의 질환은 아니기 때문입니다.
- 혈전색전의 리스크가 있는 것 같으면 와파린도 사용하고 적응증이 되는 빈맥이라면 카테터 절제를 권합니다. 특히 혈역학적으로 리스크가 높은 심실 부정맥에는 적절한 치료시기를 놓치지 않도록 강력한 약물 치료와 비약물 치료에 대해 검토해야 합니다. 그러나, 대부분의 부정맥은 빈도나 지속 시간의 면에서 치료 대상으로 할 정도가 아닙니다.
- 심방세동 · 조동에 대해서도 진단을 내리는 것은 조금도 어렵지는 않습니다. 어려운 것은 이러한 부정맥과 조우했을 때에 어떻게 대처할까입니다.

심방세동인가 심방조동인가

- 심방세동라고 부를까, 심방조동으로 할까 괴로운 경우가 있습니다. 그림 1-1의 하단(NASA 유도)에서는 심방조동과 같은 톱니모양 흔들림이 눈에 띕니다. 그러나 톱니 모양의 파형이라고 할수는 있으나 규칙성이 없습니다. 심방조동이라고 말해도 괜찮지만, 일률적으로 심방세동이라고 표현하는 것이 좋습니다.

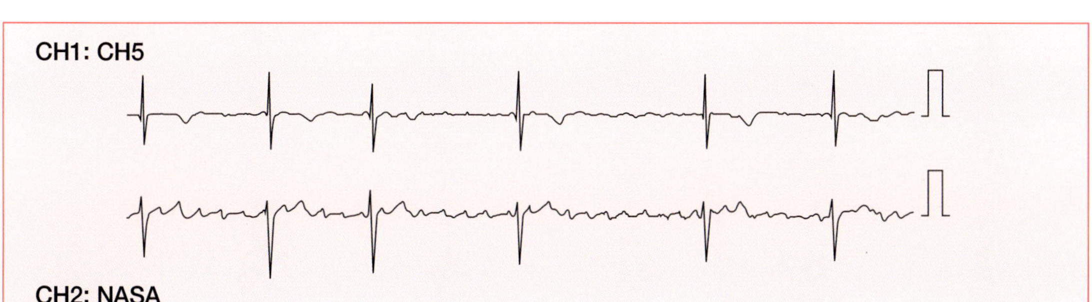

그림 1-1

원칙적으로 심방조동이라고 단언할 수 없었으면, 모두 심방세동이다.

- 심방세동에 대해서 항부정맥약을 투여하면, 가끔 동조율로 복귀됩니다. 사람에 따라서는 약물 치료로 길게 동조율이 유지되거나 발작 빈도가 감소하기 때문에, 그 나름대로 치료의 메리트는 부정할 수 없습니다.
- 그런데 장기적으로 보면, 심방세동의 만성화는 꽤 피하기 어려운 것입니다. 항부정맥약이 유효하게 보이고 있는 환자의 일부는 외관상으로 약이 듣고 있을 뿐, 사실은 무치료에서도 같은 경과를 보이는 사람도 적지 않습니다.
- 통상의 항부정맥약, 예를 들면 I군 항부정맥약으로 분류되는 리스모단®, 시베놀®, 산리즘®, 탐보콜® 등은 나트륨 채널 차단 작용을 갖는 점에서 심방근에도 심실근에도 작용합니다만, 어째서 심방세동의 정지나 억제에 유효한가 엄밀하게는 알고 있지 못합니다.

PSVT(발작성상실성빈맥) 이외의 부정맥에 대한 항부정맥약의 효과에 대하여 많은 순환기과 의사가 확신을 갖지 못한다.

- 그런데 심방세동과 심방조동의 관계입니다만, 중요한 것은……
    - 심방세동
      → 항부정맥약이 때로 유효

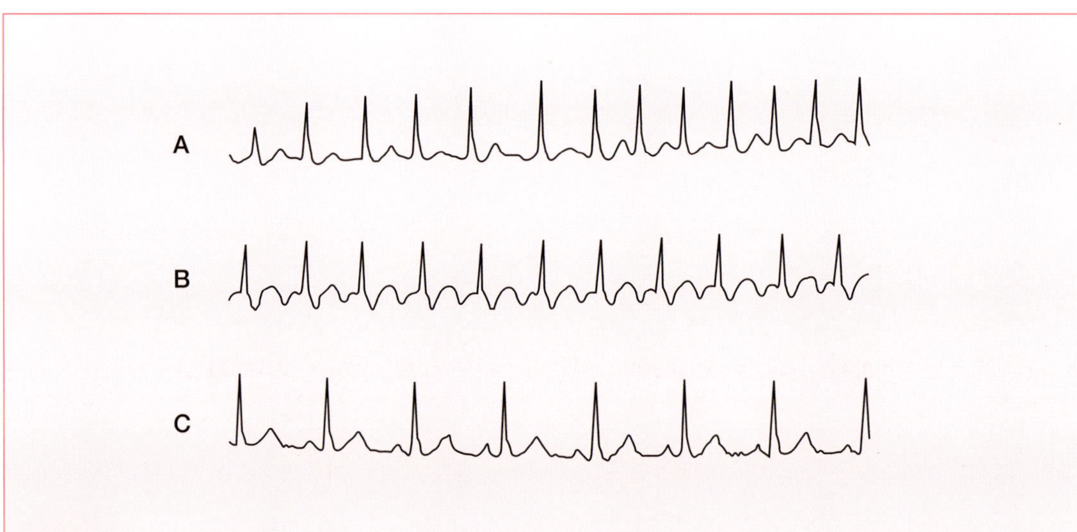

그림 1-2

- 심방조동
  → 항부정맥약은 그다지 유효하지 않다. 오히려 심방조동을 만든다
  ……라고 하는 것입니다.

즉, 심방세동과 심방조동의 관계의 기묘함은 같은 환자에게 공존하고 있는 부정맥이면서 약물 치료의 효과가 다르다고 하는 점에 있습니다. 형제라도 부모가 말하는 것을 듣는 아이와 듣지 않는 아이가 있는 것과 같습니다.

그림 1-2는 심방세동에 Ia군약을 정주투여했을 때의 심전도입니다. 치료전(A)에는 P파는 보이지 않고, 세동파뿐입니다. Ia군약 투여 후(B)에 심방조동이 되어 있습니다. 나트륨 채널 차단 작용은 항부정맥약의 기본적인 작용입니다만, 심근의 전도를 억제합니다. 특히 우심방내에서 심방조동의 회로를 형성하기 위한 전도 억제에 작용하여 심방조동을 출현하기 쉽게 합니다.

심방조동을 거쳐 동조율(C)에 당도하고, 이 패턴은 비교적 운이 좋은 경우입니다. 드물지 않게 심방조동에 머무른채로 심실 레이트가 160/분 정도까지 달하는 일도 있습니다.

심방조동은 왜 형편이 나쁜가

심방조동의 상당수는 우심방내에 흥분선회가 생기고 있습니다. 280~360/분 정도로 회전합니다만, 너무나 심방 레이트가 높기 때문에 전도의 필터의 역할을 갖는 방실결절을 순조롭게 빠져 나갈 수 없습니다. 심방이 4회 흥분하는 사이에 1개만 심실에 도달하는 것이 제일 형편이 좋은 형태입니다. 300÷4=75/분이 되면 자연스러운 심박수가 됩니다.

또한 심방세동에서도 심방조동에서도 방실결절의 전도능이 정상적이면 심실 레이트는 높아져 심계항진이나 흉부 불쾌를 자각합니다. 만약, 심방세동이나 심방조동에서 심계항진감이 없다면 방실결절 기능이 저하되어 있는 것입니다.

무투약에서도, 심방세동 · 조동에서 레이트 컨트롤 양호하면, 방실결절의 전도는 저하하고 있다.

심방조동에는 카테터 절제가 유효합니다. 그러나, β 차단약이나 와소란®을 사용하여 레이트를 컨트롤할 수 있으면, QOL은 유지됩니다.

발작성상실성빈맥과 심방조동

- PSVT나 심방조동을 만나는 것은 드물지는 않습니다. 예를 들면 그림 1-3이 어떤 빈맥인지 심전도를 본 것만으로 진단할 수 있으면, 상당한 것입니다. 어디가 어떻게 되어 심방조동이라고 진단하는지, 진단의 포인트를 성실하게 공부하고 있어도 좀처럼 잘되지 않습니다. 이 경우, 가능성으로서 방실전도비 1:1의 심방조동을 머리에 떠올립니다.
- 빈맥의 진단, 특히 QRS 폭이 넓은 빈맥의 진단은 전문의 사이에서도 의견이 갈리는 일이 자주 있고, 모두가 착각하는 경우도 있습니다. 중요한 것은 체표면심전도에서는 확정 진단할 수 없는 일이 있다고 하는 것입니다.
- 그럼, 어떻게 하면 좋을까요. 그것은, 「선입관을 갖고 본다」라고 하는 것이 열쇠입니다. 예상하지 않은 병을 딱 맞춰 진단하는 것은 매우 어려운 일입니다. 처음부터, 머릿속에서 「상대 투수는 포크로 오지 않을까」라고 생각하지 않으면 떨어지는 공에 배트를 맞출 수 없습니다.
- 어쨌든, 폭이 넓은 QRS의 빈맥에서도 정상 QRS의 빈맥에서도, 빈맥을 보면, 우선 심방조동을 떠올리도록 하는 것이 매우 유효합니다.

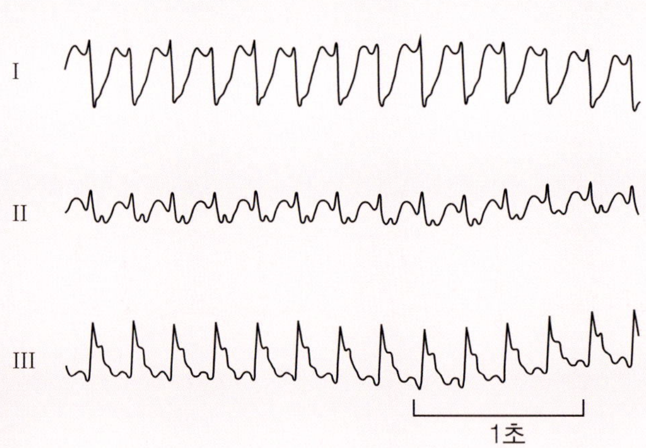

그림 1-3

빈맥을 보면 우선 심방조동을 떠올린다.

- 여기서 말하는 빈맥은 RR 간격이 일정한 빈맥입니다. 만약 심방조동이라면 방실전도비 2:1, 즉 심방 흥분 2회 중 1회만이 방실결절을 지나 심실을 흥분시키는 형태가, PSVT와 구별하기 어려운 것입니다. 심방조동의 심방 레이트가 280~360/분이므로, 방실전도비 2:1이라면 정확히 140~180/분의 빈맥이 됩니다.
- 왜 심방조동을 최초로 떠올리는 것이 좋은가 하면,
  - 심방조동은 빈도가 높다.
  - 톱니상파가 안보이면 심방조동에서도 PSVT나 심실빈맥으로 믿어 버리기 쉽기 때문입니다.
- "가슴이 괴롭다" 라고 하는 환자가 있으면 급성 심근경색은 아니고 폐색전 쪽을 의식한다는 것도 비슷한 발상입니다.
- 그림 1-4는 심방조동, 그림 1-5는 PSVT라고 생각합니다. 어디가 다른가 하면 QRS와 QRS의 사이, 즉 ST-T 부분이 순조롭게 그려지고 있는지, 톱니모양 느낌이 강한지 그 모양을 판단하여 결정합니다. 가끔 틀립니다만 그래도 괜찮습니다. 결국, '심방조동일 것이다' 'PSVT' 일 것이다 하고 내세워도 긴급도에 차이는 없습니다.

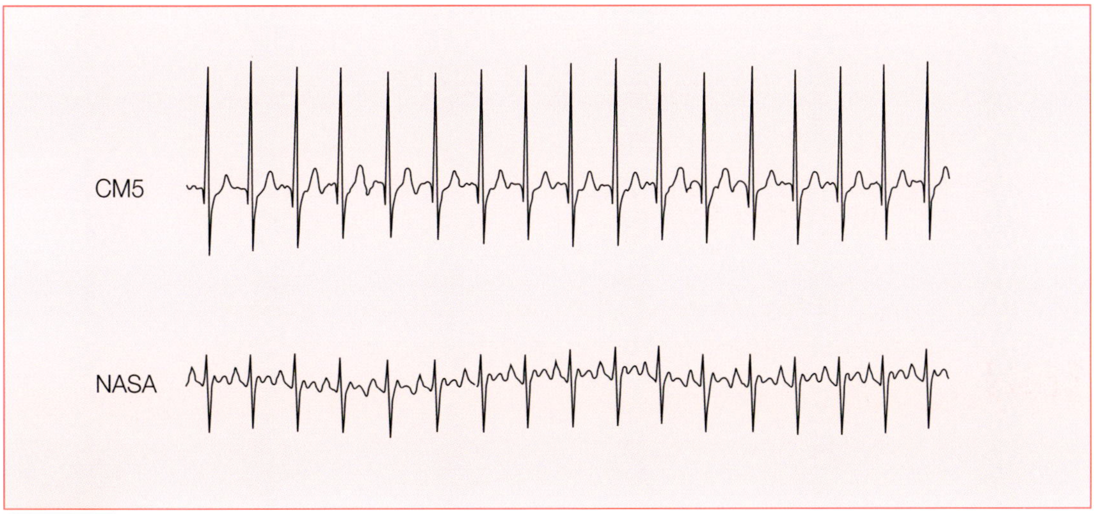

그림 1-4

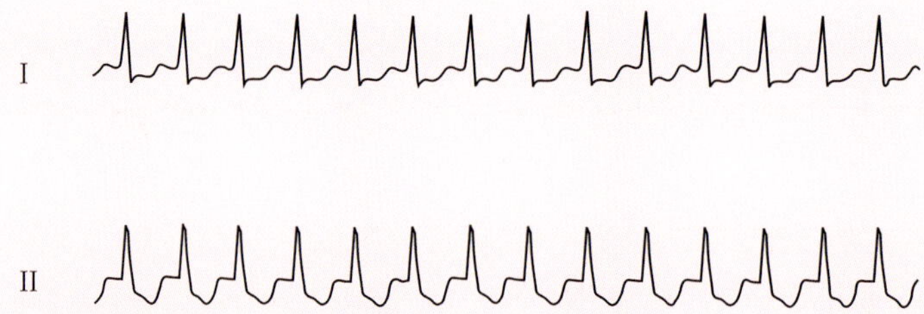

그림 1-5

톱니상파가 상향인가 하향인가

심방조동에는 통상형과 비통상형이라고 하는 분류가 있습니다. 기억하고 있어도 그만큼 득이 되지는 않으니까 잊어 주십시오. 잊어도 괜찮은데 왜 화제로 했는가 하면, 세상의 진단 기준이 꽤 적당주의라는 것을 이야기하고 싶어하기 때문입니다.

약 20년 전부터,

- 통상형의 조동파는 II, III, aV_F 유도에서 하향
- 상향이면 비통상형이라고 부른다

……라고 배웠습니다.

교과서를 봐도 그 정도의 기술이기 때문에, 그림 1-6과 같은 전형적인 조동파여도 하향인 것인지 상향인 것인지, 어디를 기준으로 판단하는지 잘 몰랐습니다. 어느 정도 수평에 가까운 부분을 기준으로 해서 깊게 도려낼 수 있으면 하향, 위로 뾰족해 보이면 상향이라고 생각하는 것 같다고 가르쳐 주었습니다. 이 원칙을 잘 적용시키기 어려운 심방조동도 있습니다.

부정맥의 진단의 어디에 혼란이 있는가 하면,

- 심전도 파형에 근거한 진단
- 메카니즘에 근거하는 진단

이 구별되는 일 없이 혼잡한 것에 원인이 있습니다.

그러나, 이것을 정리해 기억하는 노력은 불필요합니다.

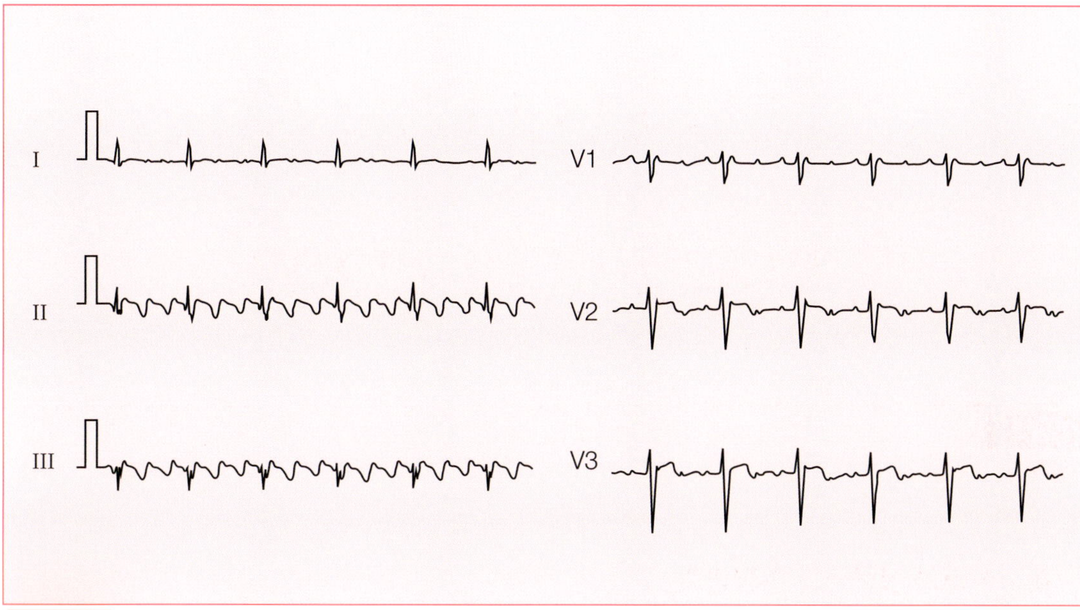

그림 1-6

- 덧붙여 그림 1-6의 심방조동은 꽤 희귀한 것입니다. 단순한 심방조동이 어째서 드문 것인지 의문으로 생각될지도 모릅니다만, 방실전도비가 3 : 1이라고 하는 것은 드문 심방조동입니다. 보통은 4:1이든가 2:1입니다. 혹은 여러가지 전도비가 혼재해 RR 간격이 일정하지 않게 됩니다.
- 본항에서는 심방조동을 메인으로 하여 생각나는 대로 부정맥의 생각을 말했습니다.
- 규칙적인 빈맥은 톱니모양감을 느끼는지 아닌지로 바로 진단해 주십시오. 심방조동의 여러가지 분류에 사로잡히지 말아 주십시오. 고생해서 공부할 정도의 것이 아닙니다. 심방조동을 항부정맥약으로 동조율로 되돌리는 것은 꽤 어렵기 때문에, 중요한 것은 레이트 컨트롤로 우선 도망치는 것입니다.
- 심방세동이나 심방조동의 이야기를 하면, 나 자신이 「깨끗이 이야기를 정리하지 않는 타입」이 아닐까라고 생각해 버립니다.

Chapter 02

긴 RR간격은 걱정입니까?

긴 RR간격은 걱정입니까?

- 내가 수련의였던 때의 이야기입니다.
- 50대의 남성 환자에게 요추 천자를 실시하게 되었습니다.
- 비교적 침습성이 낮은 검사라고는 해도, 자신없는 듯한 수련의가 시술자이기 때문에, 두려웠을 것으로 생각합니다.
- 우선 주사기에 국소 마취약 키시로카인®(염산리도카인)을 3mL 빨아올려 요부척추간을 노려 천자하자, 몇초도 경과하기 전에 환자는 정신을 잃었습니다.
- 무슨 일이 일어났을까요.
- 아마, 통증이나 긴장에 수반하는 미주신경성 발작(vagal attack)입니다.
- 아직 마취약을 주입하고 있지 않을 때의 실신이었기 때문에, 약제성은 아닌 것 같습니다. 그러나, 자율신경의 반사로 그렇게 간단하게 심정지나 쇼크가 생기는 것인지 잘 느낌이 오지 않습니다. 그래서, '재현성' 을 확인하기로 했습니다.
- 다음날 오후, 이번에는 생리식염수를 채운 주사기를 사용해 횡와위가 된 환자의 등의 피부를 주사바늘로 가볍게 눌러 보았습니다. 찌르는 대신에 바늘 끝을 조금 닿게 했을 뿐입니다.
- 어떻게 되었을까요.
  관찰 결과: 환자는 정신을 잃었습니다. 심전도 모니터에 확인된 것은 긴 동정지 였습니다.
- 매우 인상 깊은 현상을 만나 자율신경이라는 것에 흥미를 갖게 되었습니다.
- 이 정도의 스트레스로 실신한다면, 지금까지도 반복 실신의 기왕이 있을 듯 합니다만, 그다지 에피소드는 생각나지 않는다는 것이었습니다. 즉, 병원이라고 하는 곳은 심장이 멈출 정도의 "비일상적인 공포"를 경험시키는 곳이라고 말할 수 없는 것은 아닐까요.

야간에서만의 휴지기를 어떻게 볼까

- 긴 RR 간격(휴지기; pause)에 대해 이야기하겠습니다. 휴지기란 수초에 이르는 RR 간격의 연장을 의미하며 짧은 심장정지라고 말할 수 있습니다.
- 그림 2-1은 웬케바하형 II도 방실블록이 아닙니다. PQ 시간은 서서히 길어지고 있습니다만, QRS가 탈락하기 전에 P파가 안보이게 되어 4.5초의 심정지가 관찰되고 있습니다.
- 이 정도 긴 RR 간격이라면, 동정지라고 부를 수 있습니다. 동결절로부터 심방으로의 흥분의 전도가 손상되었는지(즉 동방블록), 동결절의 자발흥분이 휴지(이쪽은 동정지)했는지 구별하는 것은 어렵기 때문에, 구애받지 말아 주십시오.
- 어떻게 봐도 P-QRS파가 1개 빠진 것처럼 보이면 동방블록, 그 이외는 전부 동정지라고 단언합니다. 동방블록인가 동정지인가 어디까지나 심전도를 바라보았을 때의 인상으로 결정합니다.
- PQ 간격이 조금씩 연장되어 가는 것은 부교감신경 활동의 고조를 생각하게 합니다. 그러한 경우에는 연속되는 동정지도 자율신경계의 긴장도 변화에 의한 것으로 설명될 수 있습니다.
- 동기능부전증후군의 분류 중에 동정지와 동방블록이 있고, 모두 II형에 들어갑니다. 그러나, 동기능부전증후군이라고 하는 진단은 부교감신경 활동만으로 설명할 수 없는 동정지와, 서맥에 수반하는 증상이 있는 것을 전제로 하고 있습니다.
- 휴지기가 보이는 것이 야간 시간대뿐이고, 자각 증상으로서 아무것도 호소가 없으면, 동기능부전증후군이라고 하는 진단은 사양합니다. 혹시 동결절기능이 저하하고 있을지도 모릅니다만, 당장 위험이 없는 것 같으면, 쓸데없는 풍파를 일으키지 않기 위해서라도 과장된 병명은 사용하지 않도록 합니다.

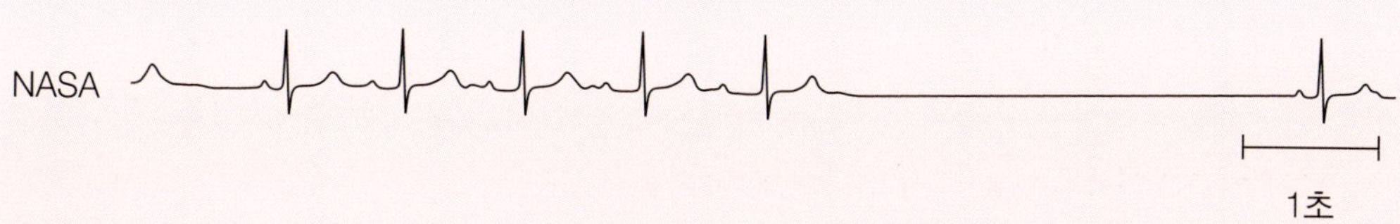

그림 2-1

- 이 부분은 진단 기준으로서는 확실하게는 써 있지 않습니다. 진단 기준이라는 것은 PC의 매뉴얼을 닮아 근본적으로 파악해야 하는 내용이 기술되고 있지 않습니다. 문장대로 이용하면 현실에 맞지 않는 것이 있습니다.
- 「동방차단의 모든 경우가 동부전증후군이 되는 것은 아니고, 휴지기 때문에 현기증이나 권태감 등의 증상이 있으면 동부전 증후군의 H형이라고 봅니다」라고 큰 문자로 최초로 한 마디 써 있으면 혼란스러운 사람이 많이 줄어든다고 생각합니다.

야간에서만의 서맥이나 휴지기에는 동부전증후군이라고 하는 병명은 사용하지 않는다.

와이드한 탈출 박동은 위험하다

- 그림 2-2는 기록 도중에 3개의 P파가 확인됩니다만, 그 전후의 QRS에는 P파가 선행하지 않는 것이 있습니다. 동정지에 수반하여 접합부로부터 탈출 조율 혹은 탈출 수축이 나타나 심장이 멈추지 않도록 백업하고 있습니다. 접합부라고 하는 용어는 심방과 심실을 잇는 조직을 의미하는 것입니다만, 심전도에서는 흥분이 심방에 가까운 조직인가 심실에 가까운 조직인가 혹은 방실결절 그 자체로부터 발생하고 있는가 구별할 수 없기 때문에, 번잡하게 되는 것을 피하기 위해서 만들어진 용어입니다.
- 탈출 조율의 QRS가 동조율의 QRS와 같으면 접합부 조율이라고 부르고, 신뢰성이 높다고 생각합니다. 신뢰성이 높다고 하는 것은 심장이 멈추지 않도록 언제라도 항상 백업해 준다고 하는 의미입니다.

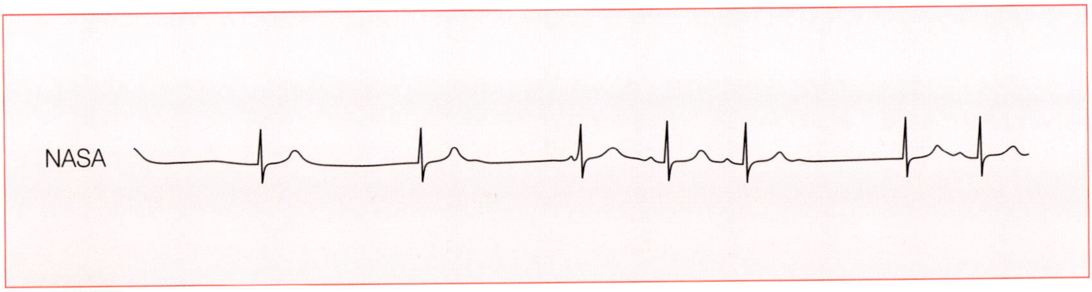

그림 2-2

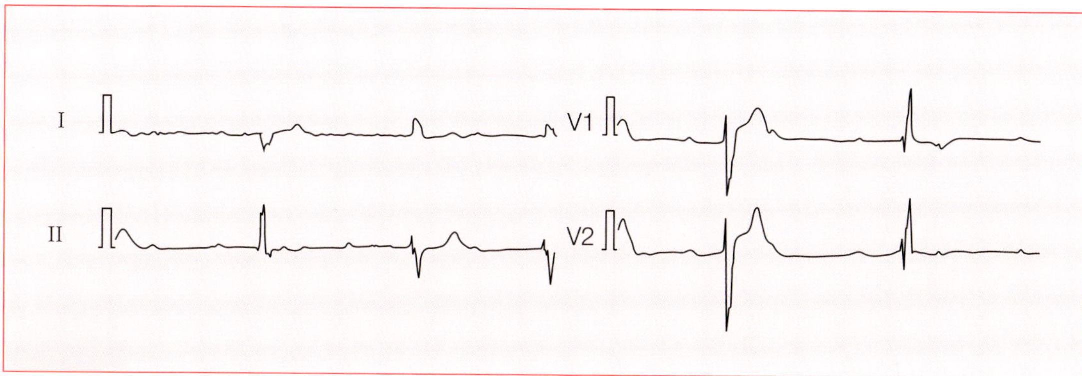

그림 2-3

- 덧붙여서 탈출 수축에서도, 그림 2-3과 같이 폭이 넓은 QRS는 접합부보다 훨씬 아래 쪽에 포커스가 있다고 추측합니다. 폭이 넓은 QRS의 형태는 다수 있습니다만, P파와 QRS의 간격이 짧은 것은 심방으로부터의 흥분이 심실에 내려가고 있는지도 모릅니다. 혹은 탈출 수축의 포커스가 다수 있는지도 모릅니다. 어느 쪽이든 폭이 넓은 QRS는 위험 신호입니다.
- 베이스라인의 QRS가 어떤 형태인가는 리스크의 예측에 관여합니다만, 이것도 너무 구애되면 이야기가 끝나지 않습니다. 단순하게, "와이드한 탈출 수축은 위험하다" 라고 생각해 주십시오. 왜 와이드한 탈출 수축이 위험한 것인가 하면, 와이드한 탈출 수축은 방실접합부보다 하위에 기원을 가져 자동능의 기능에 안정성이 부족하기 때문입니다. 믿음직스럽지 못하다고 하는 것입니다.

와이드한 탈출 수축은 위험하다고 생각한다.

정말로 길어지면 다칩니다

- 그림 2-4는 빈맥서맥증후군의 휴지기입니다. 심방세동이 정지한 뒤에 11초나 되는 심장정지를 확인하고 있습니다. 실신하지 않더라도 현기증 정도는 발생하였을 것입니다.
- 동기능부전증후군에서는 기본적으로 돌연사가 생기지 않습니다. 방실차단의 웬케바하형 블록에서도 돌연사는 생기지 않습니다. 그러나, 진행되어 가면 이 그림 2-4와 같이 휴지기는 길어집니다. 동기능부전증후군과 웬케바하형 방실블록이 위험하지 않다고 하는 것은 '돌연하게' 죽음에 이르는 일은 드물기 때문입니다만, 언제까지나 절대로 치사적이지 않다고 하는 의미가 아닙니다.

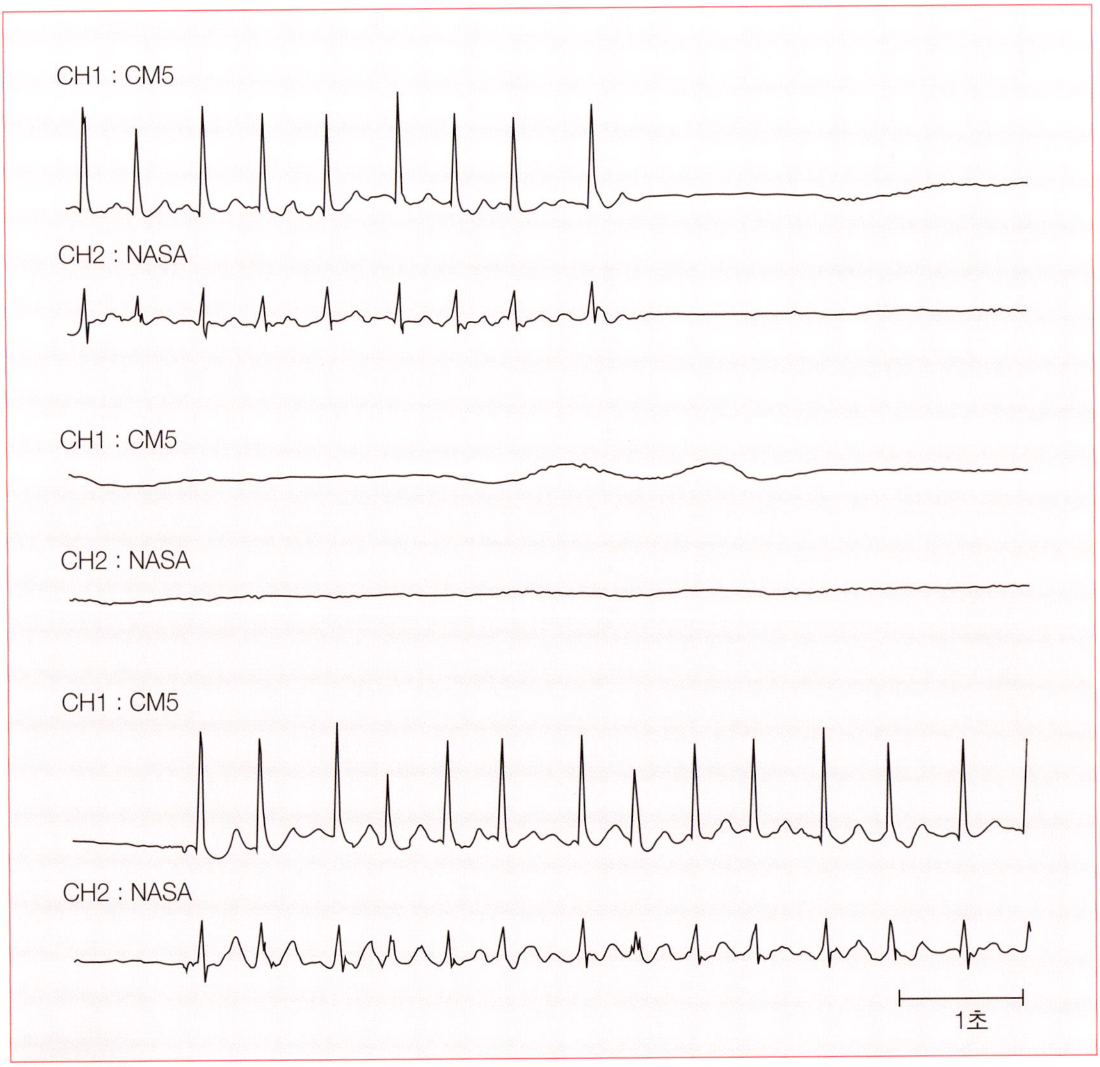

그림 2-4

- 동기능부전증후군이나 웬케바하형 방실블록으로 사고는 일어나지 않는다고 생각하고 있는 분이 계십니다만, 이것은 오해입니다. 깊이 20cm의 웅덩이라면 통상 위험하지 않지만, 만약 거기에 빠지는 사람이 있으면 충분히 위험한 웅덩이입니다. 눈앞에서 일어나고 있는 것이 사실인 것입니다. 동부전 증후군도 웬케바하형 방실블록도 휴지기가 길면 위험합니다. 다칩니다.
- 그림 2-4의 환자에게, 심방세동 발작중의 레이트 컨트롤을 위해서 β방실전도차단제나 베라파밀을 처방하면, 이 휴지기는 좀 더 연장될 수 있겠지요. 꽤 무서운 상황입니다. 서맥빈맥증후군에서 무서운 것은 이것입니다. 발작성 심방세동 치료의 어려움도 이러한 현실에 있습니다.

- 상실성빈맥에서 홀터심전도를 기록하는 것은 서맥빈맥증후군의 가능성을 확인하기 위해서입니다. 홀터심전도에서 의미있는 휴지기가 없으면 서맥빈맥증후군의 가능성은 꽤 낮아집니다. 단지 1회의 기록으로 단언할 수 없다고 생각할지 모르지만, 1회로 충분합니다. 그림 2-4의 환자에게는 영구형 인공심장박동기의 이식이 필수입니다.

- 이야기를 정리하자면,
  - 야간에서만의 서맥이나 포즈는 자율신경으로 설명할 수 있기 때문에, 그렇게 위험하지 않을 것입니다. 느긋하게 생각하세요.
  - 와이드한 탈출박동 수축은 위험하지만, 베이스라인이 어떤가는 신경쓰지 말아 주십시오.
  - 심방세동이나 심방조동의 뒤에는 휴지기가 대기하고 있을지도 모릅니다. 알고 있어도, 깜박하는 일이 있습니다.

Chapter 03

비특이적 변화는 불확실한 변화?

비특이적 변화는 불확실한 변화?

이번 화제는 비특이적 ST 저하입니다.

검진에서 기록된 심전도 이상에 대해 상담을 받았습니다. 그림 1의 42세 여성의 ST 저하입니다. II, III, aV_F, V4 ~ 6의 ST가 저하되고 있습니다.

이 정도면 좋지 않은가라고 생각할지도 모르겠지만, 그야말로 올바른 감각입니다. 「조금 정도의 변화라면 간과한다」라는 것은 심전도 판독을 원활히 진행하기 위해서 중요한 일입니다.

야구를 보며 심판의 스트라이크와 볼의 판정이 아무래도 자신의 인상과 어긋나고 있다고 느끼지 않습니까. 홈 베이스 위를 전혀 스치지 않았는데, 드물지 않게 스트라이크로 인정되고 있습니다.

해설자는 「지금의 직구는 코스로서는 벗어나고 있습니다만, 볼의 꺾임이 좋기 때문에 스트라이크가 되었겠지요」라고 코멘트하고 있습니다.

이 말에서 「야구의 판정에는 명문화되어 있지 않은 룰이 있다」는 것이 밝혀집니다. 좀 더 알맞은 것이 축구입니다. 어웨이와 홈에서 전혀 다른 판정이 당연하게 되어 있는 것은 아시는 바대로입니다.

심전도도 축구와 같이 느슨한 것입니다. 정상과 이상의 경계라면 정상이라고 봅니다. 예를 들면, PQ 시간의 정상 상한은 0.2초입니다만, 0.22초 정도라면 무시해 주십시오.

그렇다고는 해도 검진의 심전도는 융통성이 없게 판독되기 때문에, 이쪽은 어떻게든 처리하지 않으

다음에 어떻게 하는가

면 안됩니다. 컴퓨터의 판독에서는 소견이 매우 많아져서 오히려 귀찮게 되었습니다.

어떻게 하면 좋을까요.

소견 그 자체는 별 의미가 없어도, 인간에게는 여러가지가 일어납니다. 앞으로의 사태에 준비해 두

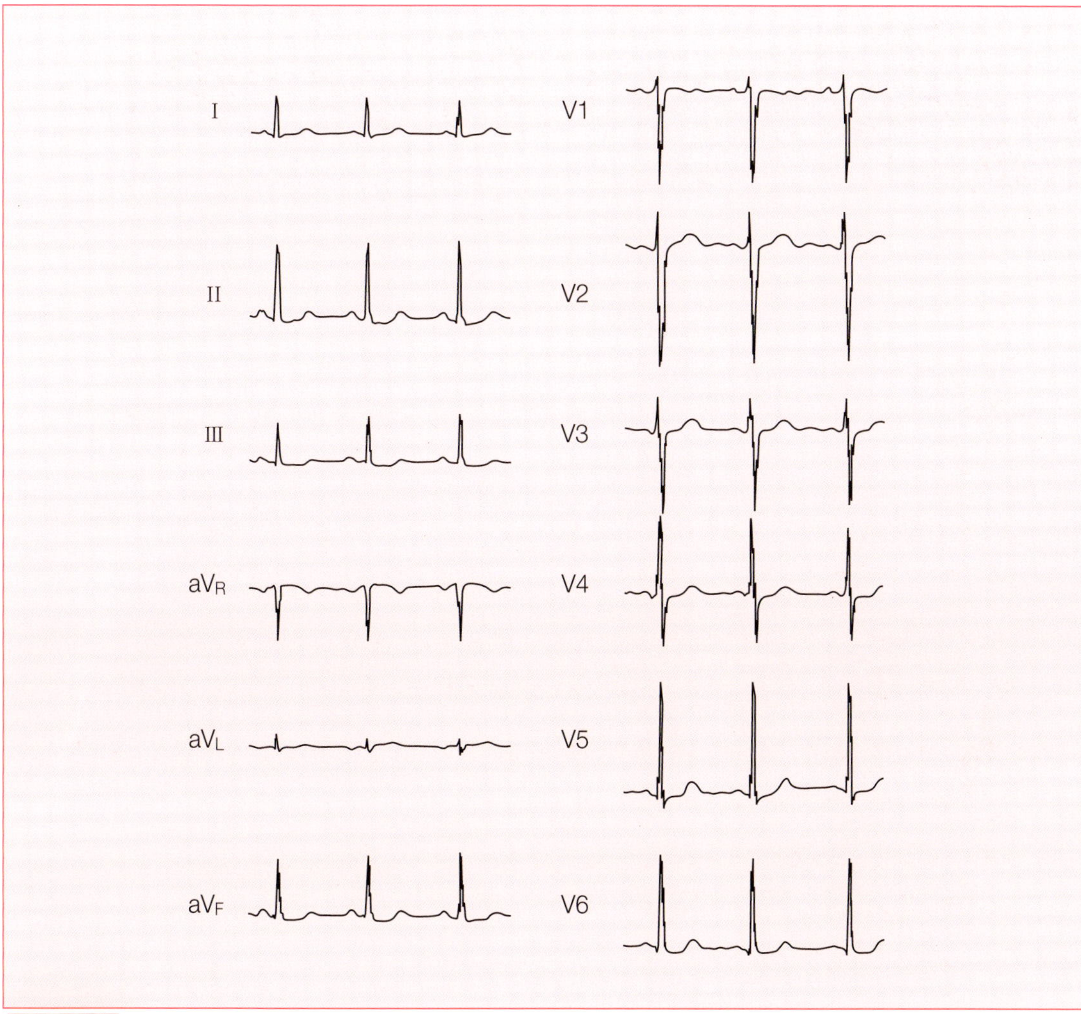

그림 3-1

지 않으면 안됩니다.

• 순환기는 전문외래에서, 귀찮은 일 싫으면……

어디엔가 소개해 주십시오. 심에코나 운동부하시험을 실시하고 그만큼의 소견이 없으면 비특이적 ST 저하로 합니다.

• 실제로 한 것: 한 번 더 심전도를 기록했습니다.

변함 없이 약간의 ST 저하를 확인했다고 하면, 이 변화가 어느 정도 시간을 지나도 크게 변화를 보이지 않는다는 사실을 깨닫게 됩니다. 여성인 것이나 무증후인 것으로부터도 비특이적 변화라고 생각하는 것이 자연스럽습니다.

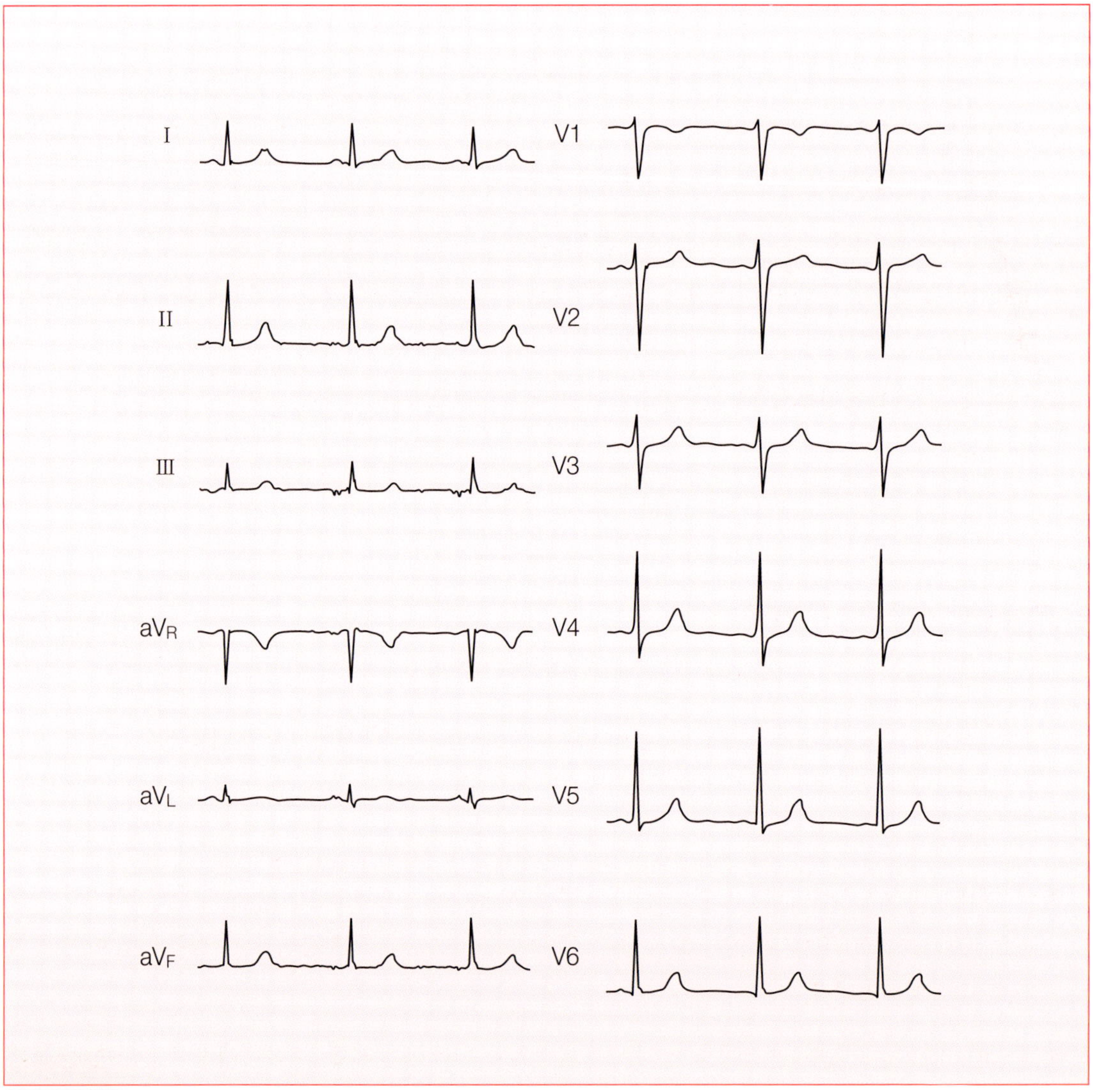

그림 3-2

P파가 조금

- 그러나, 이번 심전도(그림 3-2)에서는 ST 저하가 눈에 띄지 않습니다.
- 하나 생각되는 것은 생리적인 변동입니다. 심박수, 자율신경, 전해질 등 심근 세포의 활동 전위 파형에 영향을 주어 더욱 관벽성의 활동 전위 파형의 불규칙함에도 작용해 ST 부분이나 T파의 형태를 변화시키는 것은 제법 있을 것입니다.
- 그러나, 이 설명은 생각으로서는 이해할 수 있어도, 여기에서는 그다지 가슴에 와 닿지 않습니다. 그야말로 교과서에 써 있을 것 같은 설명입니다.
- 이 심전도에서는 ST 저하의 유무 이외에 눈에 띄는 곳이 있었으므로, 다른 설명을 생각해 냈습니다.
- 2장의 심전도에서 P파의 형태가 차이가 납니다. 그림 3-2에서는 II와 aV_F에서는 거의 높이가 없어지고, III유도에서는 음성 P파가 되고 있습니다.
- 이전에, P파의 형태는 중시하지 않도록 말했습니다(전권 p.14 참조). 그 의미는 「P파의 형태로부터 우심방이나 좌심방의 사이즈를 알 수 있다」라든가, 「폐고혈압이나 호흡기질환의 중증도를 알 수 있다」고 해도, 그 신뢰성은 낮다고 하는 의미입니다.
- 한편, 심방 혹은 접합부의 페이스 메이커의 위치의 이동에 대해서라면, P파는 그 나름대로 정확한 정보입니다.

각차단에 의한 ST-T 변화

- 각차단이 있으면 ST 저하가 생깁니다. 이 ST-T 변화는 심근허혈이나 심실 비대와는 무관하게 생기기 때문에, 2차성 변화에 해당됩니다. 즉, 심실근에 병이 없어도 흥분이 퍼지는 과정이 변화하면, ST-T 변화가 일어납니다.
- 왜냐하면, 심실의 자극 전도계, 즉 흥분이 좌우의 전도각을 균형있게 전도했을 때에 R파와 T파가 같은 방향을 향하고, 또 ST 부분이 크게 오르내리지 않게 심실의 각 부분의 활동 전위 파형이 만들어지고 있기 때문입니다.
- 심실의 활동 전위 파형은 「좌우의 전도각을 균형있게 사용했을 때에 R파와 T파가 같은 방향을 향하도록」 섬세하게 구성되어 있습니다.

- 그래서 이것과 어긋나는 상황, 즉 각차단이 새기면 R파와 T파의 방향이 거꾸로 됩니다. 원래 심실이 도달하는 곳이 같은 활동 전위 파형이라면, R파와 T파는 반대 방향이 됩니다.
- 여기에 하나의 간단한 룰이 있습니다.

심실 흥분의 진행 과정이 바뀌면, ST-T 부분도 바뀐다.

라는 것입니다.

심방의 재분극

- 다음에, P파의 형태와 ST 저하의 유무가 어떻게 관계하는지 생각해 보겠습니다.
- 여기서, 원래로 돌아와서 이 여성에서는 심방의 페이스 메이커의 위치가 바뀌어 심방에서의 흥분전파의 모습이 차이가 납니다. 그렇게 되면, 심방에 있어서 흥분이 사라져 가는 프로세스도 바뀝니다. 흥분이 사라져 가는 프로세스란 재분극과 거의 같은 의미라고 생각합니다. 세상에는 심실의 재분극에 대해서는 잘 알려져 있지만, 심방의 재분극에 대한 이야기는 그다지 들리지 않고 있습니다.
- 그만큼 유명하지 않습니다만, 심방의 재분극을 반영한 심전도 파형으로서 Ta파(심방성 T파)라는 말이 있습니다. 몰라도 괜찮은 용어이지만, 이번만은 참아 주십시오.
- 심실근 세포의 활동전위 지속시간을 일률적으로 350ms로 가정합니다. 최초로 흥분이 온 부위와 제일 마지막 곳에서 활동 전위의 개시점에 80ms의 엇갈림이 있으면, 심실 전체로서의 전기 활동은 430ms가 됩니다. 이것이 QT 시간에 해당됩니다.
- 심방의 활동전위 지속시간은 심실보다 꽤 짧습니다만, 마지막 흥분 개시는 대략 P파의 종말 쯤이라고 생각됩니다. 거기로부터 모든 심방의 재분극이 완료하기까지 조금 시간이 걸리기 때문에, QRS의 뒤에 어느 정도는 초과해 버립니다.

심방의 전기 현상은 QRS의 뒤까지 계속된다.

이렇게 심방의 재분극 과정을 나타낸 Ta파는 ST 부분과 겹치기 때문에 ST 저하를 가져오는 하나의 요인이 됩니다.

ST 저하는 Ta파에 의한 것인가

- 그런데, Ta파에 의한 ST 저하인지 아닌지는 QRS의 직전 부분이 아래쪽으로 이동하고 있는지 아닌지 대체로 추측할 수 있습니다. 그림 3-3과 같이 분명히 보일 때도 있습니다(⬆).
- 운동부하 시험때에는 P파의 형태 변화 없이도 비특이적 ST 저하를 확인할 수 있습니다. 그러므로, 심방흥분파에 이어서 큰폭으로 변화하는 Ta파에 의한 ST 저하가 항상 확인되는 것은 아닙니다. 레이트의 변화나 자율신경, 카테콜라민에 의해 심실의 활동 전위 파형이 변화해도 ST 저하가 생긴다는 것은 사실입니다.
- 심전도를 상대하고 있으면 일상적으로 판단을 재촉당하지만, 좀처럼 자신을 가질 수 없는 소견이 있습니다. 이번에 채택한 안정시에 보이는 ST 저하가 만약 허혈성에 의한 것이라면, 관동맥조영을 포함한 정밀 검사를 필요로 하겠지요. 비특이적이라고 하면 방치해도 좋다는 해석을 할 수도 있습니다. 그 취급의 차이가 큰 것은 말할 필요도 없습니다.
- 이 밖에, 서맥성 부정맥이 리스크를 수반하는 것인지 어떤지도 구별을 필요로 하고, ST 상승이 심근경색인지 아닌지를 판단하는 것도 어려운 경우가 있습니다.
- 비특이적 변화를 제대로 비특이적이라고 말할 수 있게 되면, 상당히 편해집니다.
- 이야기의 요지는 「P파의 뒤가 내려가고 있으면 비특이적 ST 저하의 가능성이 높다」라고 하는 것입니다.

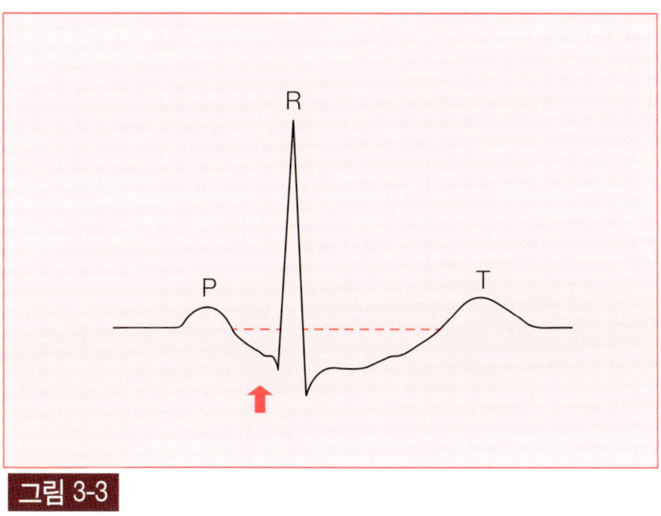

그림 3-3

여담입니다만……

- 수련의 2년째일 때, 2주간 선의(船醫)로 근무하게 되었습니다.
- 호놀룰루로에서 도쿄로 향하는 5,000톤 미만의 해외여행은 처음 배입니다. 처음 해외여행인데, 호놀룰루 공항에 도착한 후 택시로 항구까지 직행했으므로, 하와이의 흙을 밟은 것은 500보도 되지 않습니다.
- 배가 움직이기 시작한 그 순간부터 배멀미가 시작되어 언제까지나 편해지지 않습니다. 둥근 창으로 보이는 것은 회색의 파도비말뿐이고 태평양은 조금도 태평이 아닙니다. 하루에 4회나 훌륭한 식사가 나오지만, 도저히 먹을 수 없습니다.
- 다행스럽게도 응급으로 의무실을 방문하는 사람은 없습니다. 그렇다고는 해도 선의실에 두문불출하고만 있기도 지루하여, 크래커와 맥주로 연명하면서 어느 사이엔가 심전도의 텍스트를 구석 구석까지 읽어 버렸습니다.
- 배멀미하는 연수의도 독파할 수 있었으니까, 그 책은 활자가 클 뿐만 아니라, 매우 읽기 쉬웠겠지요. 진눈깨비가 내리는 도쿄만이 보였을 무렵, 겨우 힘이 생겨 났습니다.
- 내가 태평양 위에서 읽은 것은 명저로서 유명한 「부정맥의 진찰법과 치료(五十嵐正男・山科章저, 의학서원)」라고 하는 책으로, 지금도 판을 거듭하고 있습니다.

Column

일의 심전도 VS 취미의 심전도

- 아직 의뢰받았던 적은 없지만,

  ☆「흥미를 가질 수 없는 분을 위한 심전도 특훈 세미나」

  1박 2일 25,000엔/점심식사 교재 포함…

  이라고 하는 기획을 제안받아도 혼자서 맡는 것은 주저합니다.

- 그렇게 장시간, 재미있는 이야기나 도움이 되는 정보로 앉아서 졸게 하지 않을 자신은 없기 때문입니다.

- 15분의 콩트를 해내는 것이 고작인 코메디언이 2시간의 무대를 맡는 것, 도저히 견딜 수 없습니다.

- 그런데…

  일상적으로 심전도에 접하고 있는 선생님들은「일단의 판독력」은 갖추고 있습니다.

- 심전도를 판독한 후에「다음에 어떻게 할까」도 판단합니다.

- 한편, 코메디칼, 예를 들면 생리검사실의 스태프나 간호사가

  심전도를 기록한 뒤, 아무것도 판단하지 않아도 좋은가 하면 그런 뜻도 아닙니다.

- 오더가 있었으므로 심전도를 기록 → 고도의 방실블록을 확인함 → 리스크를 감지 → 담당 의사에게 곧바로 연락.

  진단뿐만이 아니라, 다음에 어떻게 움직이는가 하는 판단이 들어가 있습니다.

- 그러나, 코메디칼은 짧은 시간축에서「눈 앞의 위험」을 알아차릴 수 있으면 됩니다. 2속 블록의 예후라든지, V5, 6의 S파의 깊이에 대해서 문헌적인 지식으로 이론 무장하는 것은 요구되지 않습니다.

  • 어느 입장에서도 심전도와 관계될 때는 판단을 수반하지만,
  • 입장에 따라 발상의 시간축이나 깊이는 다르다.

  …라고 하는 것입니다.

☐ 이런 「당연」한 것은 누구라도 알고 있습니다. 그런데, 그만 노력해서 불필요한 깊이까지 배우려고 결심해 버리는 것이 인간입니다.

☐ 지면에 구멍을 팔 때…
젖은 쓰레기를 묻는 것이라면 30cm의 구멍을 팝니다.

☐ 2m나 파는 것은 좀 지나친 것입니다. 2m란 '범행에 사용한 흉기' 를 묻을 때의 깊이입니다.
- 필요한 깊이까지 판다 → 이것이○
- 할 수 있는 곳까지 판다 → 지칩니다×

☐ 검사실의 스태프는 호흡 기능, 심에코, 맥파 검사도 담당합니다. Holter ECG나 운동부하 시험의 귀찮음도 보는 일이 있습니다. 부서가 바뀌어 혈액검사 담당이 될지도 모릅니다. 간호사는 여러가지 차원에서 병태와 케어에 대해 쓸모가 있는 노하우를 익히는데 바쁠 것입니다. 이비과 병동에서 산부인과 병동으로 배치전환되면, 다시 배우는 것이 많을 것입니다.

☐ 그만큼 흥미는 없지만, 어쩔수 없는 일로서 심전도를 배운다면…
약간의 지식이 생기면, 심전도는 졸업해 주십시오.
일상의 경험에 의해 자연적으로 지식이 쌓이는 것을 기다립니다.

☐ 한편, 「심전도를 바라보고 있으면 마음이 온화해진다」라든지, 「싹트는 것이 있다. 너무 좋다」라고 하는 분은 절실히 심전도를 즐겨 주십시오.

☐ 취미로서 심전도를 맛보는 분을 대상으로 한
☆「마니아를 위한 심전도 세미나」
1박 2일 45,000엔/점심식사 교재 포함…이라면 같이 하고 싶습니다. 요금도 높게 설정되어 있습니다.

Chapter 04

이해하지만 신경쓰지 않는 편위 전도

이해하지만 신경쓰지 않는 편위 전도

어느 종합병원에 근무하고 있는 야마다씨는 학구파 검사 기사로, 생리검사실의 동료와 함께 심전도의 스터디 그룹을 열고 있습니다. 입문을 가르쳐 주는 것은 순환기 내과의 선생님입니다. 조금 이론이 많기는 하지만, 열심히 가르쳐 줍니다.

그런데도 야마다씨는 심전도에 자신을 가질 수 없습니다. 그 이유중 하나는 심방 기외수축의 편위 전도와 심실 기외수축의 구별을 할 수 없는 것입니다. 선생님을 찾아 「이것은 심실 기외수축? 여기는 변행 전도?」라고 질문하면 반복하여 가르쳐 줍니다만, 결말은 언제나 「세세한 것은 신경쓰지 않아도 됩니다」가 됩니다. 신경쓰지 않아도 된다면, 왜 공부해야 하는지 이해할 수 없습니다.

일상업무로서 ST-T변화나 빈발하는 심실 기외수축을 확인하면, 오더한 의사에게 빨리 연락하게 되어 있기 때문에 야마다씨는 이 소견들을 이해하고 싶습니다.

야마다씨와 같은 검사 기사뿐만 아니라, 심전도 판독에 종사하는 의사에 있어서도 편위 전도라고 하는 것은 '거물이 아닌것에 비해서 귀찮은 것' 입니다.

일과성의 기능적 각차단이라고도 합니다.

원래 각차단이 없는데, 심방 기외수축이나 상실성빈맥(심방세동, 심방조동, 발작성상실빈맥 등)의 QRS의 폭이 넓어지는 현상을 편위 전도라고 말합니다. 일과성으로 심실내의 전도 장애가 출현하므로, 기능적 각차단이라고 말할 수 있습니다.

편위 전도가 생기는 이유는 심실의 전도를 주관하는 우각과 좌각에서 불응기의 길이가 다르기 때문입니다. 불응기라고 하는 것은 한 번 흥분한 후, 다음의 자극에 정상적으로 반응할 수 있게 될 때까지의 시간을 가리킵니다.

대부분은 우각차단이거나 그것과 비슷한 형태가 됩니다만, 같은 환자라도 우각차단형과 좌각차단형의 양쪽을 보이는 경우도 있고, 어느쪽도 아닌 어중간한 변형도 있습니다. 우각차단형뿐이라고 믿어 버리고 있으면 고민이 되어 버립니다.

심방 기외수축의 편위 전도의 형태는 무엇이든지 있다.

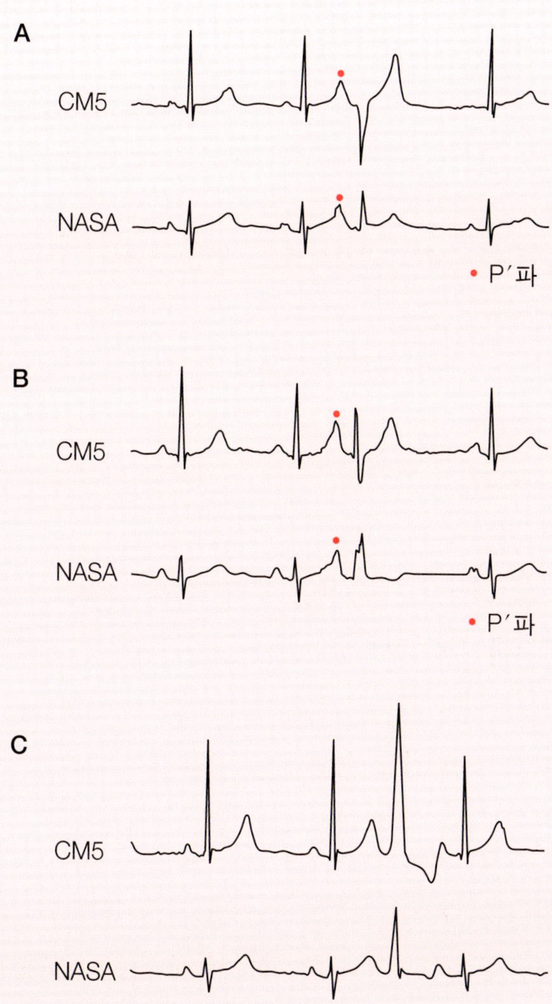

그림 4-1

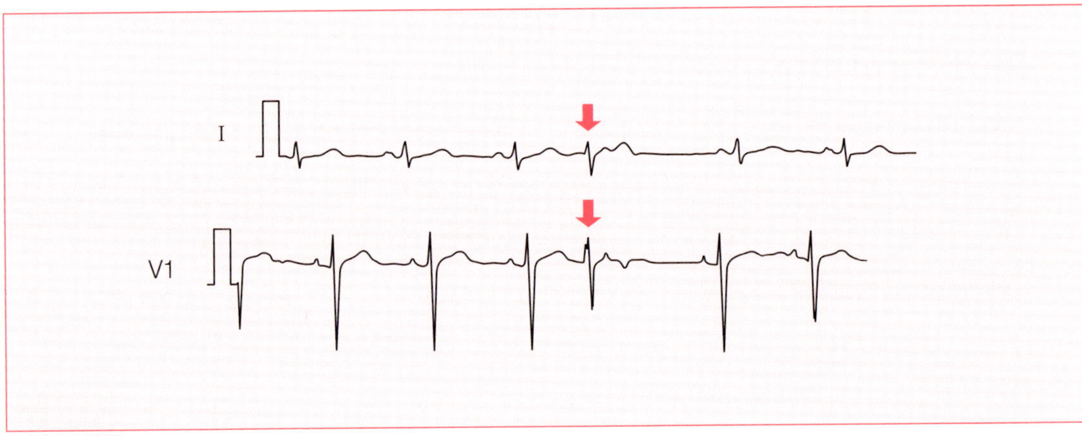

그림 4-2

- 그림 4-1의 A도 B도 심방 기외수축의 편위 전도입니다만, QRS의 형태는 달라도 심방 기외수축을 시사하는 P′파(피대시파라고 읽습니다)가 선행 T파의 위에 겹쳐지고 있는 점은 같습니다.
- 편위 전도의 형태는 연결기나 선행하는 RR 간격에 의해 일정하지는 않지만, 이와 관련하여 자세한 것을 알고 있어도 아무 도움이 되지 않습니다.
- 심실 기외수축의 QRS(그림 4-1의 C)에는 P′가 선행하고 있지 않고, 아시다시피 QRS가 가로도 세로도 커지는 경향이 있습니다. 다만, 그림 4-2와 같이 동수축의 QRS와 그다지 차이가 없는 심실 기외수(↓) 있기 때문에, 한 마디로는 말할 수 없습니다.
- 심방 기외수축이 편위 전도를 수반하는지 아닌지 하는 것 자체는 그다지 중요하지 않습니다. 정상심에도 볼 수 있기 때문에, 기질적인 심근병변이 있는지 없는지 하는 점에 대한 정보가 되지는 않습니다.

편위 전도가 생기는지 아닌지가 병태의 정보는 되지 않는다.

모르면 무례한 일도 있다.

- 그럼, 「편위 전도라고 하는 현상을 이해하고 있지 않으면 심전도를 읽을 수 없는 것인가?」라고 묻는다면, 대답은 예스입니다.

- 심전도를 조금 안다면, 기외수축의 기원이 어디인지 어느 정도 판단할 수 있을 것입니다. 편위 전도라는 것을 의식하는 것으로 자극전도계의 성격을 알게 됩니다.
- 홀터심전도 기록에 사실은 심실 기외수축이 423개이고 심방 기외수축이 25개일 때, 각각 399개와 49개로 카운트해도 아무렇지 않습니다. 생각의 기본을 알고 있으면 됩니다. 심전도 판독은 "재지 않는다" 라는 것에 더하여 "세지 않는다" 는 것도 중요합니다.
- wide QRS tachycardia가 위험한 심실빈맥인가 상대적으로 리스크가 낮은 상실성빈맥인가 판별하는데 도움이 됩니다.
- wide QRS tachycardia라고 하는 것은 narrow QRS tachycardia라고 하는 용어와 짝이 되는 것으로, QRS폭이 넓은 빈맥을 일괄한 것입니다.
- 그림 4-3의 최초의 기외수축을 심방 기외수축의 편위 전도라고 판단하는 것은 P′파가 있기 때문에

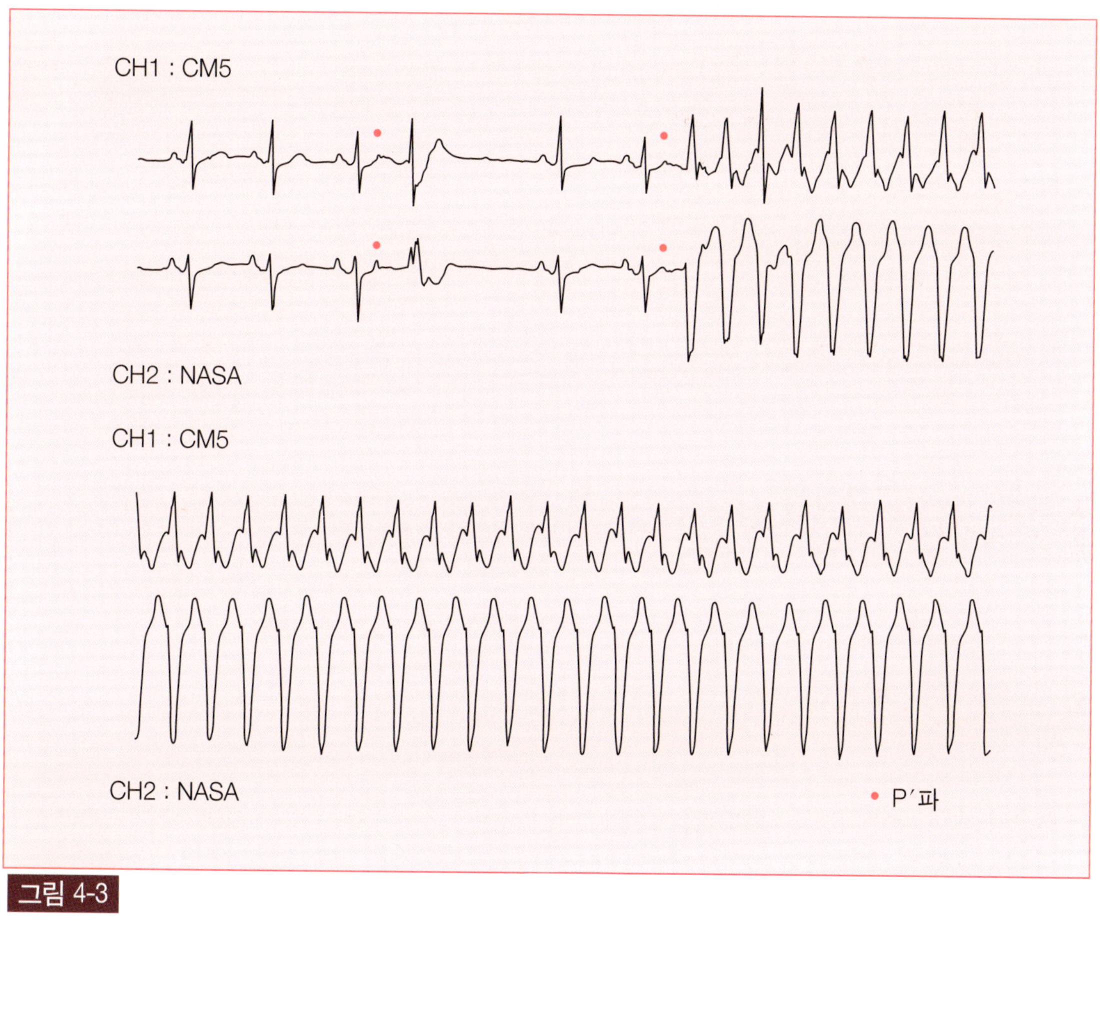

그림 4-3

	편위 전도	심실 기외수축
각차단의 형태	우각차단 많다	좌우 어느 차단도 많다
QRS폭과 형태	대부분은 0.14sec 이하 조기성이 늘수록 변형이 크다	대부분은 0.14sec 이상. 다형성도 적지 않지만, 조기성에 따른 단계적인 변화는 아니다. 융합수축 있음
우각차단형시의 특징	V1 : rSr´ (3상성) V6 : 높은 R파	V1 : Rsr´, 폭넓은 R(단상성이거나 2상성) V6 : 깊은 S파
좌각차단형시의 특징	QS파 V1, 2에서 깊다	QS파는 V4에서 깊다
평균 전기축	-30 ~ +120도. 거의 정상 범위에 있고, 현저한 좌축편위는 드물다	현저한 좌축편위도 있다

표 4-1 표준12유도에 있어서의 심실내편위 전도와 심실 기외수축의 감별

이후, 계속됩니다만, 생략(Medicina 1995: 32, 920)

그렇게 어렵지는 않습니다. 그럼, 그 뒤에 보이는 wide QRS tachycardia가 심실빈맥인가 상실성빈맥의 편위 전도인가 바로 알 수 있습니까?

- P´파의 뒤에 이어지고 있기 때문에 편위 전도와 같이 보입니다만, QRS의 형태가 '뺏뺏하기 때문에' 심실빈맥을 부정하는데 주저하는 분도 있지 않을까요.

- 그런데도 다른 시간에 비슷한 형태의 2연발을 확인하고 P´파가 분명히 보였으니까, 편위 전도의 가능성이 높다고 생각했습니다.

- 이전에, 표준12유도에 있어서의 심실내편위전도와 심실 기외수축의 감별포인트를 정리했던 적이 있습니다(표 4-1). 내가 쓰면서도, 너무 어려워 도저히 기억할 수 없습니다.

- 좀더 단순하게 P´파가 보이면 편위 전도, 안보였으면 심실 기외수축으로 결론지어 주십시오.

편위 전도인가 아닌가는 심방 유래를 생각하게 하는 P´파가 선행하는지 어떤지로 결정한다.

- 선행 RR이 길고, 연결기(선행박과 기외수축의 간격)가 짧을수록 편위 전도가 생기기 쉽지만, 이것도 순환기과 이외에는 몰라도 괜찮습니다.

- 편위 전도를 이해해 두는 편이 유리한 이유를 정리하면,
  ① 심전도 판독 리포트의 잘못이 줄어든다
  ② 심장의 자극전도계에 대해 알게 된다
  ③ 상실성빈맥과 심실빈맥을 판별하는 것으로 부정맥의 중증도를 이해할 수 있다.
  ……라고 하는 것입니다.

여담입니다만……

- 디지탈리스를 순환기 질환의 치료에 사용하게 되고 2세기 정도 경과하고 있습니다. 경험에 근거해 유효한 약제를 찾아낸다는 것은 대단한 일이라고 생각하지만, 디지탈리스의 작용 기전이나 임상적 가치에 대해 밝혀진 것은 비교적 최근의 일입니다.
- 나 자신, 동조율의 승모판 협착의 환자에게 디지탈리스를 투여하는 것이 어떻게 의미가 없는 것인지 처음에는 잘 몰랐습니다.
- 연수의 시절 어느 날, 지도의사 선생님이 소개 환자의 치료 내용을 체크하면서 「심방세동도 아닌데 디지탈리스를 사용하는 것은 이상하다」고 중얼거리며, 이하와 같은 설명을 해 주었습니다.
- 승모판협착에서는 좌심방으로부터 좌심실로 향하는 혈액의 통로인 승모판구의 면적이 좁아지고 있습니다. 심방세동이 되어 심박수가 상승하면, 그 좁아진 통로를 충분한 혈액이 빠져 나갈 수 없게 되기 때문에, 폐울혈이 생깁니다.
- 동조율로 느려진 심박수일 때는 좌심실에서의 부하는 없고 좌심부전은 생기지 않기 때문에 강심제인 디지탈리스는 불필요합니다. 심방세동이 되면 디지탈리스는 방실전도를 억제하는 목적으로 사용합니다. 강심 작용에 기대하고 있을 이유가 없습니다. 디지탈리스 대신에 β차단약이나 칼슘길항약 베라파밀로 방실전도를 억제해도 좋습니다.
- 또한, DIG trial이라고 하는 임상시험에서 디지탈리스는 심부전의 악화에 수반하는 입원 횟수를 감소시킨다고 하는 메리트가 밝혀지고 있습니다. 또 투여량은 적어도 효과가 있다고 하는 것도 알려져 있습니다.
- 고령이라서 왠지 모르게 디지탈리스가 투여되고 있는 환자를 만나는 일이 많기 때문에, 조금 디지탈리스 이야기를 했습니다.

Chapter 05

흔한 심전도입니다만...

흔한 심전도입니다만...

타이틀로 알 수 있듯이 이제부터 심전도의 이야기를 하게 되었지만, "그리고 어떻게 한다" 라고 하는 메시지가 결여되면 산 지식이 되지 않습니다. 최근 만난 3명의 환자를 예로 하여 이야기합니다.

케이스 1 : 심계항진의 원인이 있습니까

기관지천식에 기관지 확장제를 상용하고 있으면 심계항진이 생기는 것도 무리 없지만, 이 부작용을 알지 못하고 순환기과에 진찰받는 분도 있습니다.

정신과나 심료(心療)내과에서 처방되는 항우울약이나, 폐색성 동맥경화증에 사용되는 프레탈®(실로스타졸)도 때로는 심계항진의 원인이 됩니다.

프레탈에 의한 빈맥은 확실히 부작용의 하나이지만, 이것을 역으로 이용하여 동부전증후군을 치료하는 일도 있기 때문에 마이너스만이라고는 말할 수 없습니다.

"어느 약이 부작용으로서 빈맥을 일으키는가" 는 기억할 필요가 없습니다. 필요하면 노력하지 않아도 자연스럽게 기억하게 됩니다. 보편적으로 필요한 지식은 "빈맥은 약제로 생기는 일이 있다" 라고 하는 것까지입니다.

어느 약제가 빈맥을 부르는지를 암기하지 않는다.

열거하면 끝이 없지만, 약제 이외의 동빈맥의 원인은

- 당뇨병에 의한 부교감신경 기능의 저하
- 호흡기 부전이나 심부전의 대상기전
- 갑상선기능 항진

…주된 것입니다.

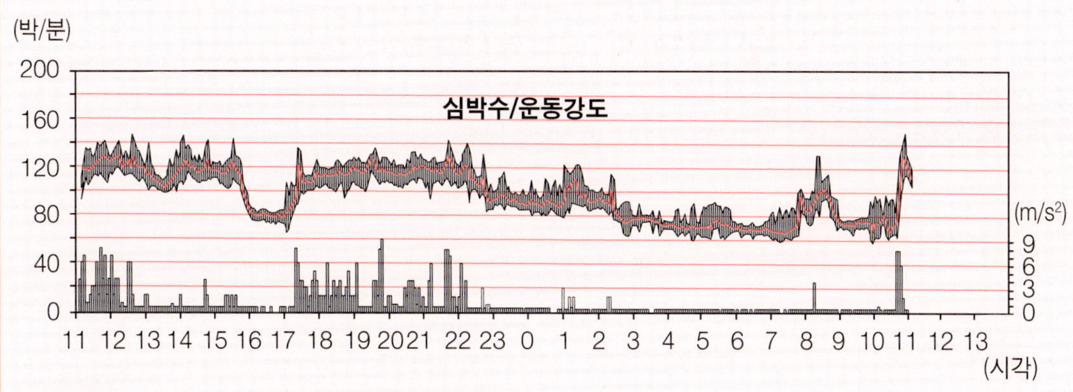

그림 5-1

- 그런데, 심계항진을 호소하는 환자의 상당수는 이러한 배경을 확인할 수 없습니다. 그림 1은 28세 남성의 홀터심전도에 있어서 심박수의 경향입니다.
- 1일의 심박수는 10만 개가 표준이지만, 이 남성에서는 14만 개/일(평균심박수가 97/분)로 확실히 너무 많습니다. 주간에는 체동(막대 그래프는 신체의 가속도를 표시하고 있습니다)의 영향도 있고 120/분 전후로 추정됩니다. 23시의 취침 후에도 심박수는 얼마동안 80/분을 넘고 있습니다. 아마 교감신경의 과긴장 상태가 있겠지요.
- 부교감신경의 활동도 저하하고 있는지 모르지만, 16시 경 신체 활동이 저하한 뒤 신속하게 심박수도 하강하고 있어 부교감신경 기능 그 자체가 현저하게 손상되고 있는 것처럼 보이지는 않습니다.
- 어느 정도의 빈맥이 병적인 것인가 하면, 심계항진이 있는지 없는지로 결정해 주십시오. 심박수가 105/분이라도 신경 쓰이지 않으면, 동빈맥 그 자체는 허용할 수 있습니다. 조금 정도의 빈맥에서는 심기능은 저하하지 않습니다.
- 호흡 부전이나 심부전을 상대하고 있다면 증상도 부족하고, 원래의 질환 그 자체를 어떻게든 하지 않으면 안됩니다.
- 한편, 심박수 85/분이라도 심계항진감이 괴롭다면, 신체 안에서 수요와 공급의 밸런스가 맞지 않는 것입니다. 미스매치가 증상을 일으키는 것입니다. 배경 질환을 지적할 수 없다고 해도, β차단약으로 편해진다면, 치료를 요했다고 하는 의미에서 병이라고 말할 수 있습니다.

> 심계항진의 호소는 기질적 배경을 지적할 수 없는 편이 많다. 심계항진감이 있으면 "병"이라고 생각한다.

- 일부러, 이런 이야기를 하는 것은 나 자신이 동빈맥으로 곤란해 하고 있었기 때문입니다. 지금은 매일 아침 아테놀롤 50mg를 복용하고 있습니다. 남의 앞에서 이야기를 할 때는 다시 염산프로프라놀롤 10mg를 추가합니다.
- 이것으로, 편하게 살 수 있게 되었습니다. 스트레스로 심장이 벌렁벌렁 대는 다른 과의 선생님에게도 권하고 있습니다. β 차단약으로 QOL이 개선되는 분은 적지 않다고 생각합니다.

케이스2 : 헐떡임이 있습니다

- 그림 5-2는 66세 남성의 동서맥입니다. 수초에 이르는 동정지의 심전도는 흔히 볼 수 있지만, 단순한 동서맥만으로 증상을 일으켰다고 하는 예는 의외로 적은 것입니다.
- P파가 꽤 작습니다. 심장의 생리적 페이스 메이커인 동결절은 상하로 2cm의 길이가 있고, 자율신경의 제어에 의해 발화 부위가 위로 가거나 아래쪽으로 내려가고 있습니다. 이 심전도는 발화 부위가 아래쪽으로 쉬프트했다고 하기보다 확실하게 살아 있는 심방근이 적어지고 있다고 추측합니다. 심방근의 변성이 진행되고 있는 것입니다.

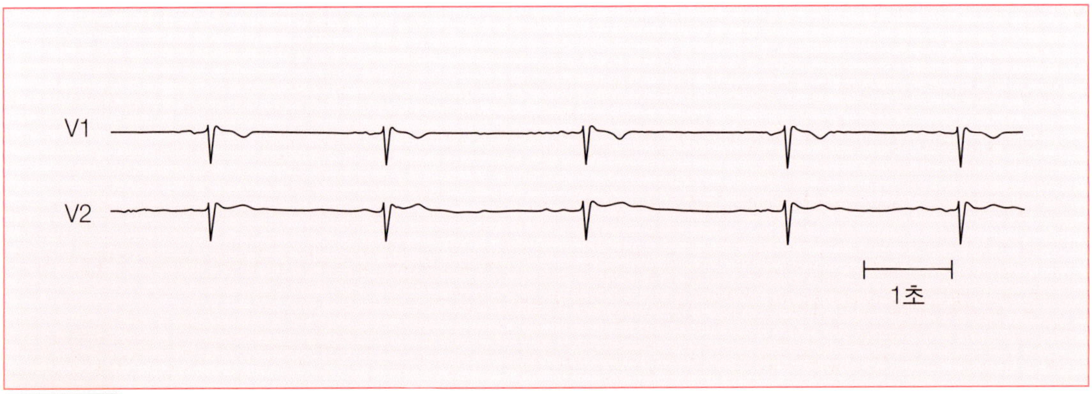

그림 5-2

- 페이스 메이커를 넣기 전에, 다음의 2점을 확인해 주십시오.
  - 갑상선기능 저하증
  - β 차단약, 와소란®, 헤르벤서방정®, 항부정맥약, 디지탈리스는 복용하고 있지 않습니까
- 약제 탓으로 이 정도의 동서맥이 된다면, 동결절 기능저하의 가능성은 있습니다. 장래적으로는 항구형 페이스 메이커의 이식을 필요로 할지도 모릅니다만, 우선 방해가 되는 약제를 중지하는 편이 먼저입니다.
- 동빈맥과는 달리, 동서맥을 부르는 약제는 수도 적고, 생사와 관계되는 일도 있습니다. 의식해 둘 필요가 있습니다.
- 구체적으로 중요한 것은 서맥을 부르는 두 개의 약제를 동시에 처방을 시작하지 않도록 하는 것입니다.

> 서맥을 부르는 약제는 한 번에 두가지를 처방하지 않는다.

케이스 3 : 젊은이이지만……

- 젊어도 심방세동은 생깁니다.
- 그림 5-3은 21세 남성의 심방세동입니다. 원래 건강한 분이라면, 내버려 두어도 자연스럽게 동조율로 돌아옵니다. 드물지 않게 알코올이 관여하고 있습니다.

> 연회일에 생긴 청년자의 심방세동은 자연 정지한다.

- 고령자라면 첫 발작성 심방세동에서도 동조율로 돌아와 줄지 어떨지 확신은 가질 수 없습니다. 그에 비하면, 40대 무렵에 기질적 심질환이 없으면, 휴식하는 것만으로 어떻게든 됩니다.
- 심방세동의 세동파(f파)가 심방세동이 생기고 나서의 시간을 반영하는 면은 있습니다. 그러나, 그림 5-3의 심전도는 첫 발작임에도 불구하고 큰 세동파는 볼 수 없습니다. 고령자의 심방세동, 혹은 만성 심방세동의 심전도와의 차이는 눈에 띄지 않습니다.
- '이 심전도는 심방세동이다' 라고 하는 진단은 가르쳐 줍니다만, 청년자의 심방세동을 특징짓는 소견을 지적할 수는 없었습니다.

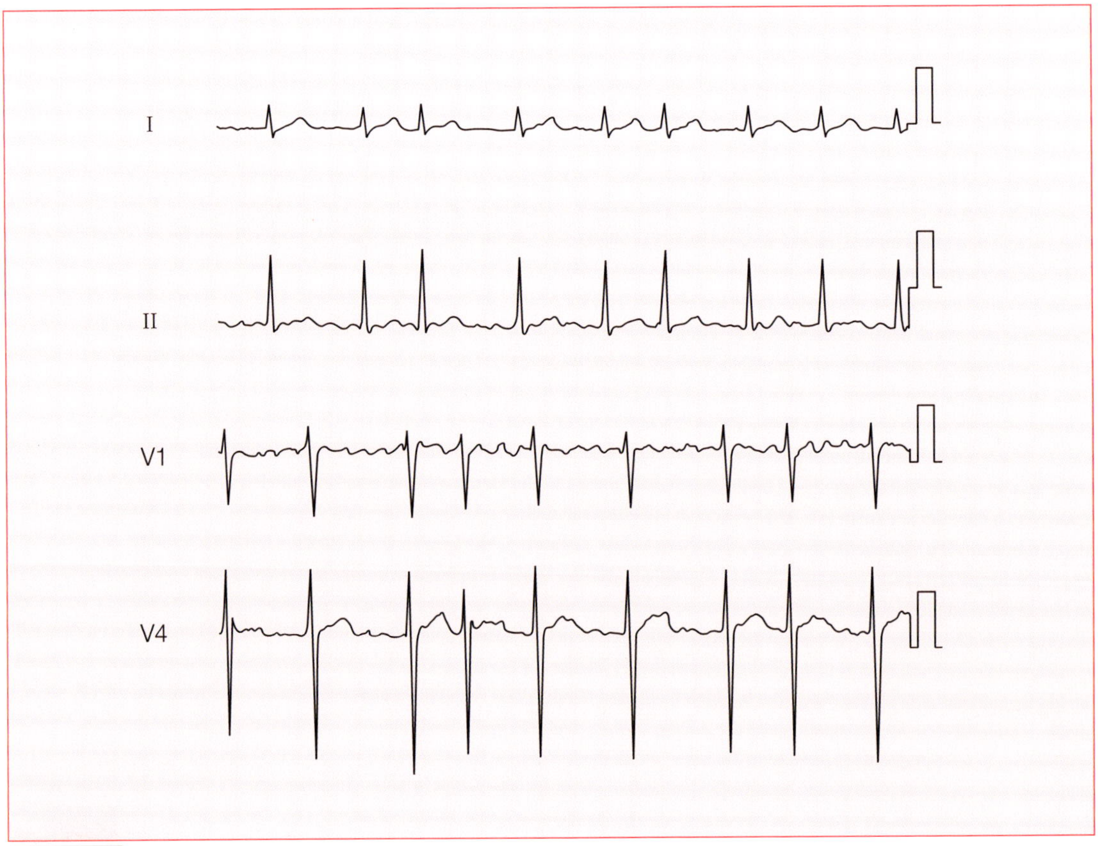

그림 5-3

- 교과서에는 정보가 풍부한 심전도가 줄줄이 있지만, 현장에서는 정보가 부족한 심전도 쪽이 훨씬 많습니다.
- 이상 청진소견은 없고, 본인도 참을 만한 정도였기 때문에 그대로 귀가했습니다. 만약을 위해, 다음 날 재진하여 동조율로 복귀하고 있는 것을 확인합니다. 가능하면 심에코를 기록할 기회를 만들어 주십시오. 갑상선기능항진증을 시사하는 징후가 없는 것을 진료기록카드에 기재해 둘 필요도 있습니다.

여담입니다만…… 밤의 응급실에서

- 초여름 밤, 세타가야의 타나카씨에 집에는 반년만에 따님과 사랑스러운 손자가 왔습니다. 언제나 취침전에 복용하는 강압제입니다만, 그날 밤은 흥분할 것 같았기 때문에 일찍 복용 하였습니다. 웃음이 끊이지 않는 저녁식사였지만, 8시경 일어섰을 때 비틀하고 넘어져 버렸습니다.
- 아마도 식후 저혈압에 의한 뇌빈혈입니다. 소화관에의 혈액 분포의 쏠림과 혈관의 조절 장해 등에 의해 설명되고 있습니다. 정확히 강압제가 효과가 나타나기 시작했던 것도 영향을 주고 있을지도 모릅니다.
- 다행히 5분 정도에 의식이 돌아오고, 「괜찮아, 구급차는 됐으니까」라고 걷기 시작했습니다만, 부인과 따님은 걱정이 되어 구급차를 불렀습니다. 구급차에 태워져 타나카씨는 기분이 좋지 않습니다.
- 병원의 응급실에서는 졸업 1년차 연수의와 10년차의 지도의가 기다리고 있었습니다.
  - 2명의 의사의 진료 내용:
    - 자타각 징후로부터 뇌혈관 장해의 가능성은 낮은 것을 설명
    - 만약을 위해 각종 채혈, 심전도, 흉부 X선 및 두부 CT를 긴급하게 시행
      검사 전에 「두부의 단층촬영이나 채혈 등을 실시하는 것」을 설명하고 승낙을 얻고 있었다.
    - 그 후 CT의 단층영상 등을 제시하면서 20분 걸려 긴급성은 없는 것을 설명하고 오후 10시에 종료
- 세세한 것까지 논하면, 여러가지 진료의 선택이 있겠지만, 구급차로 온 환자에 대한 대처로서는 무리가 없는 것으로 생각합니다.
- 그러나 따님은 진료비의 일부는 지불할 의무가 없다고 주장합니다. 그 요지를 정리하면,
  ① 어느 검사에도 전혀 이상이 없었던 것은 원래 그러한 검사를 실시할 필요가 없었던 것을 증명하고 있다.
  ② 검사를 실시하기 전에 환자측에서 승낙했지만, "판단해야 할 지식이 없는" 환자 측에 책임을 전가하고 있어 부당하다.
  ③ 장황한 진료에 의해 쓸데없는 시간을 소비하게 되었다. 이 시간을 보상하라고는 말하지 않지만, 적어도 미안하다고 하는 기분을 가졌으면 좋겠다.
- 어떻습니까. 시비의 판단은 여하튼, 흥미로운 클레임입니다.
- 학생 실습의 케이스 시뮬레이션으로서 사용하려고 생각하고 있습니다만, 현명한 대처란 무엇인가 나 자신도 잘 모르겠습니다.

Chapter 06

심실세동을 본적 있습니까?

심실세동을 본적 있습니까?

- 「이 돌연사는 심실세동에 의해 일어났다」라고 하는 것은 내용이 없는 메세지입니다.
- "파산한 것은 돈이 없기 때문에" 라든지, "시험에 떨어진 것은 점수가 부족했으니까" 라고 하는 것과 같이 현상을 그대로 묘사했을 뿐입니다.
- "심근경색의 급성기에 심실세동이 되었다" 든가, 판막증에 의한 심부전이 악화되어 심실세동이 되었다" 라고 한다면 병태를 표현하고 있습니다.
- 최근에는 그다지 듣지 못하지만, '분사(憤死)' 라는 말이 있습니다.
- 신뢰하고 있던 가신에게 배신 당해 분한나머지 돌연사 한 임금님의 이야기에 사용됩니다. 혈압이 200 mmHg를 넘어 박리성 대동맥류가 파열했을지도 모릅니다. 관동맥의 연축, 즉 이형협심증도 생각할 수 있습니다.

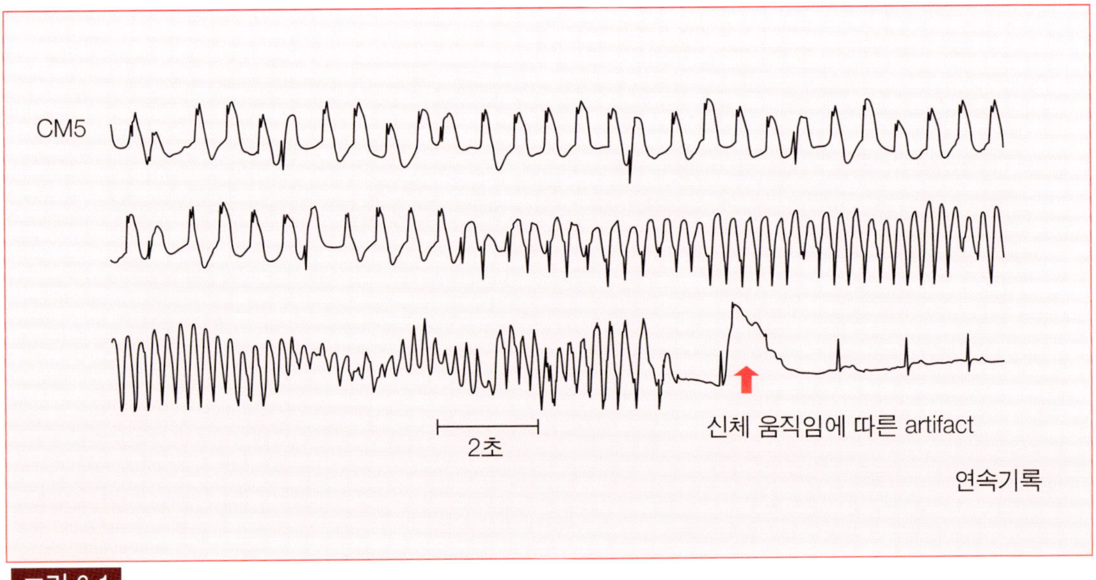

그림 6-1

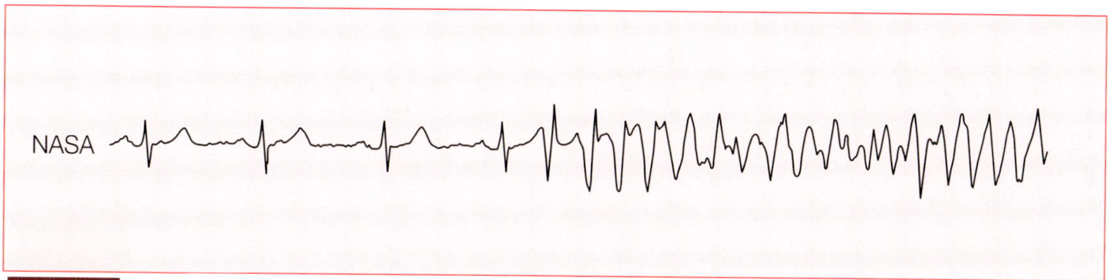

그림 6-2

- 이형협심증으로 치사적 부정맥이 생기는지 의문으로 생각될지도 모릅니다만, 있을 수 있습니다. 그림 6-1은 65세 남성에게서 기록된 것입니다. ST 상승이 눈에 띕니다. 중단에서 QRS 파형이 비교적 안정된 빈맥이 관찰되고 이윽고 심실세동이 확인됩니다. 운좋게 자연 정지하고 있습니다만, ST 상승이 소실되고 있기 때문에 이형협심증이라고 생각합니다.
- 자연 정지했으므로 심실세동이라고 부를 수 없다고 하는 의견도 있을지 모릅니다만, 구애받지 마십시오.
- Torsades de pointes는 QT 연장증후군의 다형성 심실빈맥입니다. 심실세동과 torsades de pointes 는
  - 자연정지하기 쉬움
  - QT 연장의 유무
  - 심전도상의 레이트

  …에 차이는 있습니다만, 깨끗이 정량적으로 구별할 수 있는 것은 아닙니다. Torsades de pointes도 길게 계속되면 심실세동으로 이행합니다.
- 심실세동이라고 하면, "R on T"라고 하는 표현이 있습니다. 심실의 피자극성이 높은 시기에 발생한 심실 기외수축이 심실세동을 부른다고 하는 현상을 의미합니다. 그림 6-2는 "R on T"로 시작된 심실세동입니다. 이 기록에 앞서 ST저하가 반복해 보이고 있었으니까, 심근허혈이 원인이라고 생각합니다.

심실세동인가 심정지(心靜止)인가?

- 심정지(心停止)에 이르는 조율 이상은 심실세동이거나 심정지(心靜止)입니다.
- 심정지(心靜止)는 심근의 전기적 활동이 없어져 심박수가 저하되어 심장의 활동이 조용하게 끝나는 것입니다. 텔레비젼 드라마에서 임종의 장면에 나오는 모니터 심전도의 90%는 심정지(心靜止)입니다.
- 한편, 심실세동은 심실근의 전기 활동은 활발하게 계속되지만, 전체적으로의 조화를 취하지 못하고 펌프로서의 기능이 소실됩니다. 시간이 지나면 전기적 활동도 미약하게 되어 심정지(心靜止)와 구별할 수 없습니다. 심정지(心靜止)와 심정지(心停止)가 같은 의미로 사용되고 있어도 신경쓰지 말아 주십시오.

파형보다 배경을

- 심실세동은 심전도의 형태가 이렇다 저렇다 하는 것보다 '어떤 이유로 생기는가' 를 고민하는 편이 중요합니다.
- 분명한 배경질환 없이 생기는 심실세동을 특발성 심실세동이라고 합니다. 돌연사와 관계되는 보도에서는 심실세동이라는 말이 독립되어 표현되어 독립된 질환인 것처럼 다루어지기 쉽습니다. 그러나, 진짜 특발성 심실세동이은 희귀한 것입니다.
- 관동맥조영을 포함한 제검사에 유의 소견이 없고, 또한 Brugada증후군과 같이 병태로서 정의되고 있는 특발성 심실세동에도 해당하지 않는 심실세동은 좀처럼 만나기 어렵습니다.

원칙적으로 배경질환 없이 심실세동은 일어나지 않는다.

- 언뜻 보기에, '원인 없이' 생기고 있는 것처럼 보이는 심실세동은,
  - 악성도가 높은 좌심실비대
  - 유전성 질환(Brugada증후군은 여기에 들어갑니다)

  연관이 될 수 있습니다.

유럽과 미국에서는 돌연사가 빈발하는 비대형 심근증의 유전자가 발견되고 있지만, 일본에서는 거의 보고가 없습니다.

그래서, 일상 진료 중 심실세동을 일으키지 않도록 하려면 어떻게 하면 좋을까,

- 허혈성 심질환
- 심부전

이라고 하는 심실세동의 상류에 있는 질환에 빠른 대처를 하는 수 밖에 없습니다.

심실세동에 앞서는 심실빈맥

조금 심실빈맥의 이야기를 끼워 넣겠습니다.

진구성 심근경색에서는 자주 심실세동에 선행하는 심실빈맥이 확인됩니다.

심실빈맥이라고 하는 용어는 심실에 발생하는 빈맥성 부정맥을 총칭하지만, 협의에는 단형성 지속성 심실빈맥을 가리킵니다. 단형성이란 QRS의 형태가 일정한 것이고, 지속성이란 통상 30초 이상 계속되는 빈맥을 의미합니다(그림 6-3).

심실빈맥은 심근경색의 사이즈가 클수록 출현하기 쉬운 것입니다. 경색 영역에 「전도성을 잃은 괴사 조직」과「전도성이 유지된 조직」의 양쪽 모두가 혼재하고 흥분 선회로가 형성되면 심실빈맥이 생깁니다. '얼룩 상태' 는 부정맥 발생을 촉진합니다.

사람에서는 심실빈맥의 흥분 선회로의 80% 이상이 심실의 내측(내막측)에서 확인 되지만, 개의 심근경색의 흥분 선회로는 심실의 외측에 형성됩니다.

20년 정도 전에는 빈맥기원을 외과적으로 절제하려는 시도도 있어서 꽤 상세한 연구가 이루어졌습니다.

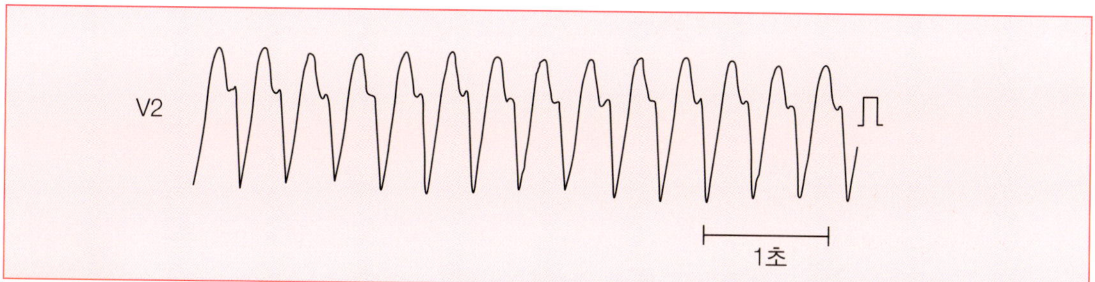

그림 6-3

심근의 수축력과 표리의 관계

- 심실세동으로 돌아옵니다.
- 심근경색 후에도 괴사병소가 확대되거나 심실의 벽운동이 부자연스러우면 살아남은 심근에 여파가 미치고 리모델링이라 불리는 광범위한 심근 장해가 진행됩니다.
- 이 프로세스는 심실세동의 발생과 결부됩니다.
- 심부전이 되면, 심근의 수축력을 향상시키기 위해서 세포내의 칼슘이온량이 증가합니다. 세포내 칼슘과부하로 불리는 상태입니다.
- 이 상태에서는 심근 세포내에서의 칼슘 이온의 움직임에 신축성이 소실됩니다. 이윽고, 칼슘 이온의 용기인 근소포체로부터 부적절한 타이밍에 칼슘 이온이 넘쳐 나오게 되어 그 결과 심실세동을 부릅니다.
- 심근의 수축력을 높이는 것은 심실세동 발생과 표리적인 관계에 있습니다. 매월 10일 이상 당직하고 잔업 200시간의 의사가 「이제는 싫다」라며 도망가는 것은 의료 현장의 심실세동 현상이라고 말할 수 있지 않을까요.
- 근소포체로부터 칼슘 이온이 리크하는 현상은 의사가 병원에서 나오고 있는 점과 닮았습니다. 다만, 전자에서는 내용(칼슘 이온)이 흘러넘치게 되는데, 후자에서는 내용(의사를 포함한 스태프)이 부족한 점에 차이가 있습니다.
- 결국,

> 너무 노력하는 심장에는 심실세동이 생기기 쉽다.

라고 하는 것입니다.

고혈압 치료약이 주효

- 그래서, 어떻게 하는가 하면, 판막증이나 관동맥 질환에서는 불가역적인 심근 장해에 이르기 전에 외과적 치료나 관동맥형성술을 실시합니다. 심근경색이나 심부전이 있어도 레닌 · 안지오텐신계

억제약이나 β차단약을 이용한 약물 치료를 철저히 하면 심실빈맥이나 심실세동의 발생위험성을 줄일 수 있습니다.

- 심근 수축력을 향상시킬 목적의 약제의 몇가지는 단기적으로는 심부전의 개선에 작용해도 결국은 예후를 악화시키는 경향이 있는 것을 기억하십시오.
- 심실세동의 예방에 유효하다고 알려져 있는 약제들이 있습니다. 그것들은
  - β차단약
  - ACE 저해약이나 안지오텐신 II수용체 길항약
  - 아마도 심방성나트륨이뇨펩티드(ANP/심부전시에 정주로 사용합니다)도…

  모두 심근 보호적인 작용을 가지고 있습니다.
- 간접적입니다만, 심실의 압부하를 경감하거나 저칼륨혈증을 피한다고 하는 점에서는,
  - 칼슘길항약
  - K^+ 유지성 이뇨약

  도 심실세동의 예방에 도움이 될 것입니다.
- 이렇게 약제를 늘어놓으면, 모두가 고혈압 치료에 사용되는 약들입니다.
- 이번에 심실세동이라고 하는 비일상적인 부정맥을 채택했습니다. 긴 안목으로 심근 장해나 동맥경화를 경감하는 노력이 심실세동 예방에는 제일 효과가 있는 대책입니다.

여담입니다만……

- 당신의 주위에 함부로 EBM(evidence-based medicine)이라는 말을 남용하는 사람은 없습니까.
- 과학적 근거하에 의료를 실시하는 것은 당연한 일이지만, 직감적으로 당연한 것이라면, 적당한 곳에서 손을 써도 괜찮지 않은가라고 생각하고 있습니다.
- 어느 병원의 부장 선생님이 신진 의사의 책상이 너무나 난잡했기 때문에 「조금은 정리하시오」라고 지도했는데, 「그거 에비던스 있습니까?」라고 되받았다고 합니다.
- 농담이라면, 재미있는 대답입니다.

Column

탄탄한 심장

- ☐ 심전도를 볼 때, 「눈의 초점은 심전도의 뒤쪽」에 있습니다.
- ☐ 「파형을 통해 환자의 모습을 떠올린다」고 하는 의미입니다.
- ☐ 명인밖에 할 수 없을 것 같은 트릭은 사용하지 않습니다.
- ☐ 간단한 곳부터 가면,
  - 사지유도의 저전위로부터 「부종이라도 있는 것일까」라고 생각하는 것.
    흉수였거나 아무것도 이유는 없을지도 모릅니다.
  - 저전위를 보고 「심장과 전극의 사이에 무엇인가 끼워진 느낌」도 가질 수 있으면 좋습니다.
- ☐ P파도 QRS도 깔끔하고, R파의 크기도 적당하면, 「탄탄한 형태가 좋은 심장」을 떠올립니다.
  - 깨끗한 심전도? 정상 심장
    명쾌한 생각이 중요하다고 생각하고 있습니다.
- ☐ 경험이 있는 분은,
  - 심박수
  - 호흡성 동부정맥
  - P파나 QRS가 깨끗한가
  - R파고
  - ST-T변화

  …의 정보로부터 심장이 「젊다」든가 「늙고 있다」라고 하는 것을 헤아릴 수가 있습니다.
- ☐ 연령이 아니고 생명력.
- ☐ '심전도에서 젊음을 헤아릴 수 있는 것' 에 의미가 있을까? 하고 묻는다면, 「있다」고 대답합니다.
- ☐ 「나무를 보고 숲을 보지 않는다」가 아니라 나무도 보고 숲도 보고 있습니다. '파악하는 파워' 가 생기고 있는 것입니다.
- ☐ P파도 QT 시간도 각각 하나의 나무이기 때문에, 판독 때에 눈에 들어옵니다.

- 「P파의 높이를 측정하지 않는다」라든가 「QT 시간을 측정하지 않는다」라고 하는 것은 자로 1자리 수 아래까지 측정해도 정밀도가 높은 정보는 얻을 수 없다고 하는 의미입니다.
- P파의 유무나 크기, QT 시간이 긴지 어떤지를 보지 않는다고 하는 것이 아닙니다.
- 숲의 형태란 환자의 심장과 신체 전체의 상태입니다.
- 심전도를 보고 특별한 병명을 생각해내지 못하다고 해도…
  - 산뜻하게 건강
  - 조금 걸린다
  - 꽤 이상

  …의 3종류로 분류할 수 있으면, 목적은 거의 달성하고 있습니다.
- 왜 자신이 그렇게 느끼는지 객관적으로 설명 할 수 없어도 괜찮습니다.
- 다음에 심에코를 오더한다든가 순환기의 선생님에게 컨설트한다고 하는 다음의 움직임으로 연결되는 편이 중요하기 때문입니다.
- 「눈의 초점은 심전도의 뒤쪽」이라고 말해도 별로 깊은 의미는 아닙니다. 탄탄한 형태의 좋은 심장이 눈에 떠오른다고 하는 것입니다.

Chapter 07

텍스트에는 쓰기 어려운 것

텍스트에는 쓰기 어려운 것

- R파의 높이를 정확하게 측정하는 것이나 어려운 진단 기준을 통째로 암기하는 것은 거북한 심전도 판독입니다. 추천하지 않습니다.
- 폐기종이나 고혈압 환자에게 뾰족한 P파나 큰 R파가 인상적이면, '심장 이외의 병이 심전도 파형에 반영되고 있다' 라고 느껴 주십시오. 병태와 심전도 사이에 직감적인 관련이 생기고 있습니다. 심전도가 보이고 있는 것입니다.
- 이 항에서 채택하는 것은 자그마한 소견입니다만, 심장이 어떻게 완성되고 있는지 통찰을 줍니다.

QRS의 노치와 심근경색

- 심실의 자극 전도계가 제대로 작동하여 심근이 생기있으면 QRS는 날카로운 형태를 하고 있습니다. 폭은 정상이고 부자연스런 느낌은 없습니다. 한편, 심실의 어디엔가 전도를 방해하는 영역이 존재하면, QRS는 톱니모양이 됩니다.
- 노치(분절)를 의식하는 것은 심근경색인지 아닌지를 단정하기 어려울 때입니다. QRS에 노치(분절)가 있으면 심근 괴사가 있을 가능성이 높아집니다.
- 그림 7-1에서는 그야말로 진구성 심근경색이라고 말하고 싶어지는 이상 Q파는 볼 수 없습니다만, III 유도의 QRS에 노치(분절)가 확인됩니다. 3개의 PVC(심실 기외수축) 중, 1개 째와 3개 째의 QRS에 노치(분절)가 보입니다. 유도에 의해 혹은 흥분이 퍼지는 방법에 따라 노치(분절)가 보이거나 안 보이거나 합니다.

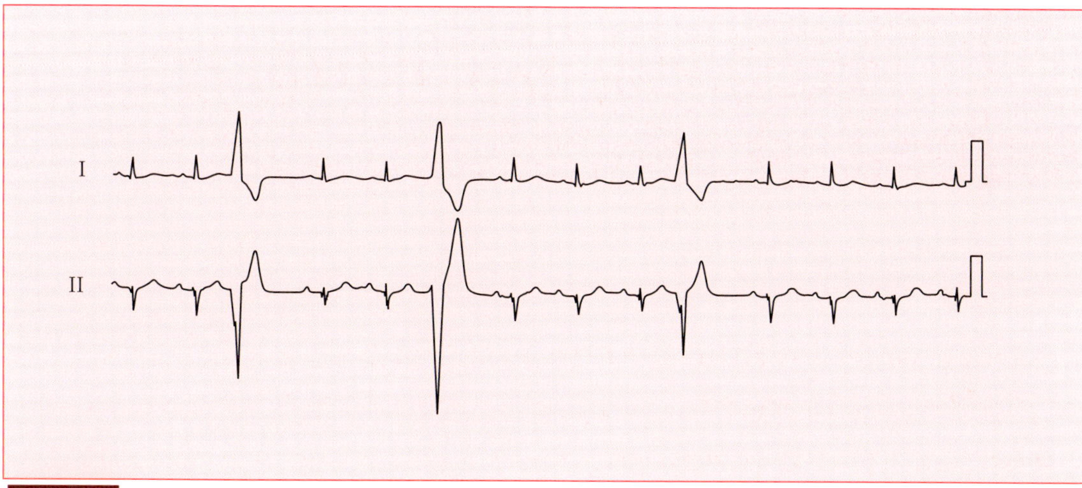

그림 7-1

- 동조율상태의 QRS파 보다는 PVC 파형에서 심근 괴사를 나타내는 노치(분절)가 검출되기 쉽다고 하는 논문이 세계적 탑 저널에 게재되고 있습니다.
- 요즈음, 이런 한가한 것을 성실하게 연구하고 있는 사람이 있다는 것은 기쁜 일입니다.
- 이 환자는 폐색성 동맥경화증 같은 증상이 있었습니다. 증상이 가볍기 때문에 하지의 혈관조영을 할지 어떨지 미묘했고, 심에코에서도 진구성 심근경색이라고 할 정도의 심실벽의 운동 저하는 보이지 않습니다. 그런데도 이 심전도는 조금 걸립니다. 하지의 동맥뿐만이 아니라 관동맥도 보고 싶어집니다.
- 이상 Q파는 심근경색 후의 반흔을 나타냅니다만, 노치(분절)는 이상 Q파의 동생입니다.
- 육아 형성이나 심근증에 의한 섬유 변성과 같은 비허혈성의 병태에서도 노치(분절)는 나타납니다.

임상 경과에서 심근경색을 의심하는 환자에게 노치(분절)를 찾아내면, 「심근경색은 있다」 쪽에 건다.

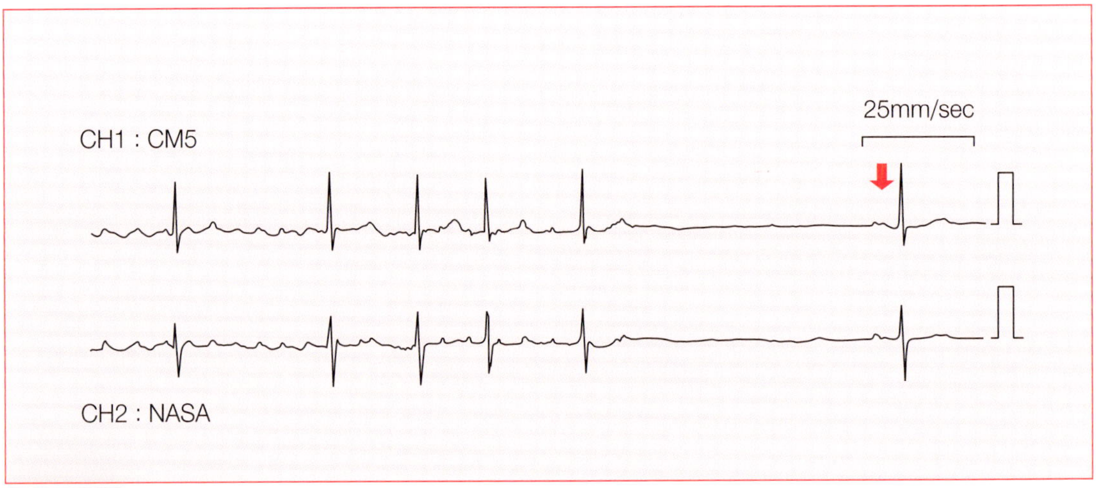

그림 7-2

P파가 2봉성이라면

- P파가 II, III, aV$_F$ 유도의 어느 것에서 2.5mm 이상이라면 폐질환에 수반하는 변화입니다. 폐성 P파로 불립니다만 몰라도 괜찮습니다.
- 얼마간이라도 진단 기준을 기억하기를 원하는 것은 심전도를 교육하는 입장에 있는 선생님뿐입니다. 대부분은 「폐질환에서는 P파가 높아질 수도 있다」라고 하는 것으로 충분합니다.
- 기관지확장제를 복용중인 기관지천식 환자라면, 페이스 메이커의 위치가 동결절 중에서도 머리측이 됩니다. 우심방의 흥분은 위에서 밑으로 수직으로 향하는 벡터가 되고, II, III, aVF 유도의 P파는 선예화하게 됩니다. 우심방이 크지 않아도 큰 P파를 확인합니다.
- 그림 7-2는 발작성 심방세동의 자연 정지 후에 휴지기를 볼 수 있습니다. ↓로 가리킨 최초의 동조율에서 P파는 폭이 넓고 2봉성이 되어 있습니다. 전후 두 개의 성분은 각각 우심방과 좌심방의 흥분, 덧붙여서 우심방과 좌심방의 벽은 해부학적으로는 일체가 아닙니다. 우심방의 흥분은 특별한 전도로를 지나 좌심방에 전해집니다.

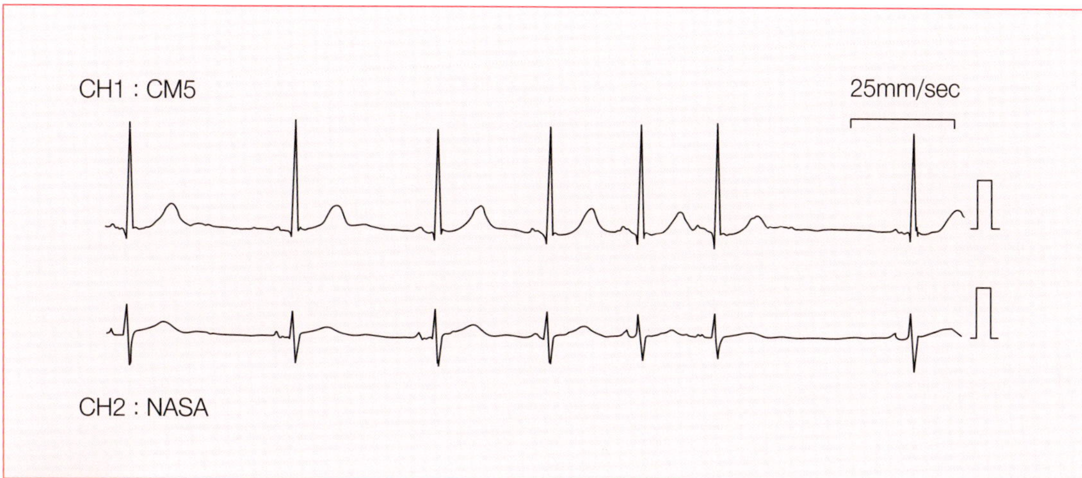

그림 7-3

- '2봉성 P파가 눈에 띈다면' 심방세동이 생기기 쉬운 것이 알려져 있습니다. 'P파의 폭이 넓으면' 심방세동이 되기 쉽다고 하는 표현도 할 수 있습니다. 몇 mm 이상이면 폭이 넓은 것인가 하고 숫자로 생각하지 말아 주십시오.
- 눈으로 보고 무심코 쌍봉낙타가 생각나면 그것은 2봉성입니다. 심방간의 전도가 손상되고 있습니다. 심방근에도 섬유 변성과 같은 전도를 해치는 변화가 진행되고 있을 가능성을 의미합니다.
- 다만, P파로부터 심방세동이 생기기 쉬움을 예측하는 것을 추천하는 것은 아닙니다. 발작성 심방세동이 있는 환자에게 이런 P파를 보면 우선 「응, 그런가」라고 생각하는 것만으로 좋습니다. 이 순간에 '병태와 심전도 사이에 직감적인 관련' 이 생기고 있습니다.

RR 간격이 짧아지면

- 그림 7-3의 심전도를 보고 재미있는 것을 깨닫습니다. RR 간격이 조금씩 짧아지고 있습니다.
- 동결절로부터 심방에의 흥분이 전해지는 부분, 즉 동방전도의 웬케바하형의 차단입니다. 통상, 방실결절 전도에서 사용되는 웬케바하형 차단이라는 말은 전도 지연이 서서히 진행한다고 하는 개념입니다.

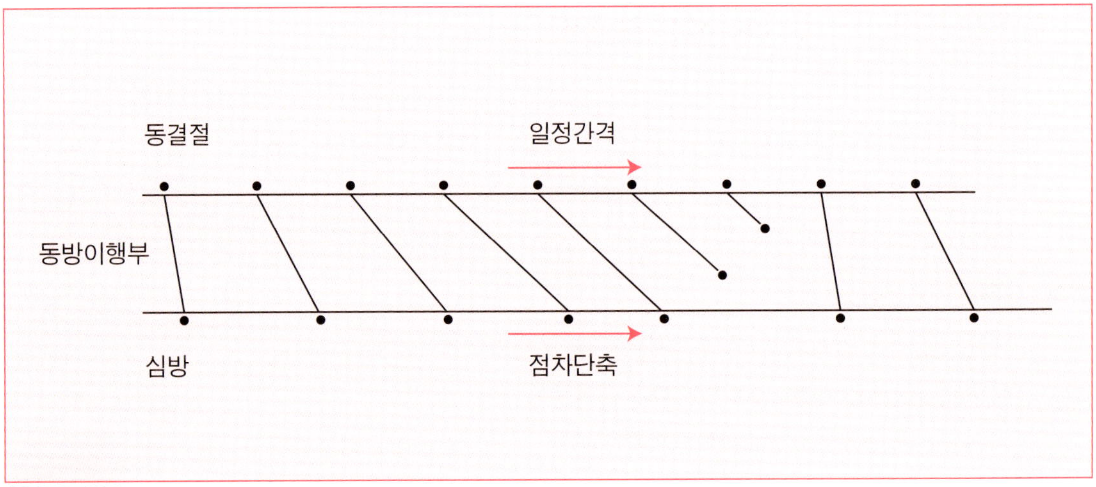

그림 7-4

- 확실히, 어느 거리를 빠져 나갈 때의 전도 시간은 조금씩 길어집니다만, 그 연장은 서서히 둔화합니다. 그 때문에, 방실결절의 웬케바하형에서는 PQ시간은 늘어나 가는데 RR 간격은 반대로 짧아집니다.
- 동방전도의 웬케바하형에서는 동결절로부터 심방에의 전도 시간은 늘어나게 됩니다만, 이것은 심전도에는 나타나지 않고, PP시간이 서서히 단축되는 현상만이 관찰됩니다(그림 7-4). 이렇게 해서 RR 간격도 단축되게 됩니다. 도중에 2개의 동결절 흥분이 동방간에 차단되고 있는 것 같이 묘사했습니다만, 이것은 추측으로 사실인지 아닌지 모릅니다.
- RR 간격의 단축은 방실결절의 웬케바하형 차단뿐만이 아니라, 동방전도의 웬케바하형 차단에 의해서도 출현한다고 이해해 주십시오.

RR 간격이 서서히 단축하는 것은 웬케바하형 차단이다.

- 웬케바하형 차단인 것을 알았다고 해도, 직접적인 이득은 없습니다. 그러나, 심장의 자극 전도계의 특성을 알 수 있으면, 이 심전도 소견의 이해는 어렵지는 않습니다. 「심장의 생리를 알고 있는 것」은 본질적인 판독의 기초가 됩니다.
- 의식할 것 없이 이번에 든 것 같은 소견이 눈에 바로 들어온다면, 감각적으로 심전도를 읽을 수 있습니다. 진단 기준에 너무 사로잡혀서는 심전도를 읽을 수 없습니다.

여담입니다만…… 검사를 거절하는 환자

심각한 변비이기 때문에 대장암이 의심되는 남성 환자가 있었습니다. 젊은 선생님은 열심히 대장 카메라를 권합니다만, 「암이든 뭐든 싫은 것은 싫다. 죽어도 못한다. 대체로 나는 그렇게 병이 든 적이 없다」라고 완강히 거부 합니다.

그래서, 진료기록카드에,

- 충분히 설명을 했지만, 자신의 의사로 검사를 거부
- 생명과 관계되는 사태가 되어도 절대 불평하지 않는다

……라고 하는 취지를 자필로 기재받았습니다. 젊은데 신중한 의사입니다.

1개월도 경과하기 전에 증상이 진행되어 간신히 대장 카메라를 받자, 역시 대장암입니다. 환자는 「왜 좀 더 빨리 병을 찾아낼 수 없었는가. 고소하겠다」라고 분노하기 시작합니다. 인간이기 때문에 시종일관하지 않는 것은 꾸짖을 수 없습니다. 젊은 선생님은 억지를 알고, 본인이 쓴 일문을 보여드립니다. 의사와 환자의 관계로서는 우아하지는 않습니다만, 어쩔 수 없습니다.

나 자신도 검사나 치료를 거부하는 환자에게는 꼼짝못합니다. 그래서 최근에는 「만일에 당신의 무거운 병을 간과하면 나는 실직합니다. 그렇게 되면, 4명의 아이의 교육비, 집의 대출, 큐슈에 있는 노부모에게로의 송금에도 지장이 생깁니다」라고 정에 호소합니다. 그러면, 「선생님이 그렇게 자식 부자였다니, 불쌍하기 때문에 검사를 받아 주겠다」고 들어 주는 분이 많아졌습니다. 허위의 내용도 포함되어 있습니다만, 목적 달성을 위해서이기 때문에 너그럽게 봐주십시오.

Chapter 08

알고 있기 때문에 괴롭다

알고 있기 때문에 괴롭다

- 「둔감한 녀석」이라고 하면, 말할 필요도 없이 마이너스의 이미지입니다. 낙담합니다. 그런데, 작가 渡邊淳一씨는 긍정적 의미를 담아 「둔감력」이라고 하는 말을 만들었습니다.
- 주위로부터의 정보를 처리할 때, 감도를 조금 둔하게 하는 것이 「둔감력」을 높이는 것입니다.
- 한편, 레이몬드 챈들러의 소설에 나오는 명문구 「……터프하지 않으면 살아갈 수 없다. 착하지 않으면 살아갈 자격이 없다」(生島治郎 역)라고 하는 것은 자신에게는 나약함을 허락하지 않지만, 주위에의 배려는 게을리 함이 없다고 하는 남자다운 자세입니다. 둔감함과 섬세함을 어떤 방향으로 향해야할 것인가 가르쳐 줍니다.
- 일상 진료에 있어서도, 섬세함과 둔감함의 사용구분이 중요한 것은 아시는 바와 같습니다. 생화학적인 검사뿐만이 아니라, 생리검사나 화상검사에 있어서도 '허용되는 폭' 을 알고 있는 것은 임상의로서 중요한 능력이 될 수 있습니다.

채혈 데이터가 변화하면

- 혈액중의 칼륨 이온 농도가 정상 상한(5.5 mEq/L)의 1.5배(8.25 mEq/L)가 되면, 심장은 조용하게 멈춥니다. '그저 약간의 변화' 가 아닙니다.
- 심기능의 지표가 되는 뇌성나트륨이뇨펩티드(BNP)는 주로 심실에서 만들어지고 심부전의 치료에는 빠뜨릴 수 없습니다. 정상 상한(18 pg/mL)의 10배가 되어도 정상인과 구별할 수 없습니다만, 1,000pg/mL를 웃돌면 입원을 권하고 싶어집니다.
- 익숙해진 검사 항목이라면, 각각의 정상치로부터의 변화율과 병태와의 관계가 몸에 스며들고 있습니다. 검사 데이터가 병태나 약제 효과와 심플하게 상관해 주었으면 하지만, 간단하지는 않습니다.

- 이전에 와파린의 응고억제 효과는 트롬보테스트로 평가했습니다. 와파린이 듣기 시작하면, 베이스라인의 100%가 곧 10% 정도로 내립니다. 그런데, 그 앞의 0%까지 변화폭이 작기 때문에, 예를 들면 8%와 4%의 사이에 어느 정도 차이가 있는지 직감되지 않습니다.
- 이 불편함을 극복하기 위해서 지금은 프로트롬빈 시간의 국제표준화비(PT-INR)가 자주 사용됩니다. 정상을 1로 하고 혈전색전증의 예방에는 2 전후를 목표로 합니다.
- 요전날, 와파린 투여중인 환자가 항진균약을 복용하면 PT-INR가 24까지 상승했습니다. 손도 발도 혈종으로 검어지고, Hb도 14g/dL에서 8g/dL로 내려갔습니다. 확실히 PT-INR의 큰 상승이 중대사인 것을 실감하였습니다. 트롬보테스트보다 PT-INR 쪽이 판독하는 측의 필터 설정이 용이하다고 말할 수 있습니다.

QRS 폭이 2배가 되면

- QRS의 폭이 2배가 되면, 어느 정도 중대사인가 생각합니다. 이 질문의 대답은,
  - 각차단이라면, 아마 긴급성은 없다
  - 각차단이 분명하지 않은데 QRS 폭이 2배가 되면 위험

  ……이 됩니다.
- QRS 폭은 심실에 흥분이 퍼지는 시간입니다. 그림 8-1과 같이 QRS 폭이 부자연스러운 일 없이 가로로 퍼지고 있으면 중대사. 몇 msec일까 하고 측정하지 않아도 외형으로 감지해 주십시오.

각차단 없이 QRS 폭이 확대되면, 전도 속도의 저하를 의미한다.

- 전도 속도에 대해서 자율신경은 그다지 영향을 미치지 않습니다.
- 「교감신경 활동이 높아진다? 전도 속도가 증가한다」라고 하는 것이 사실이라면, 동빈맥에서는 QRS 폭이 반이 될 것이고 취침중의 QRS는 폭넓게 된다고 예상됩니다. 그런데, 실제의 QRS 폭은 그만큼 심박수에 의존하지 않습니다.
- 동결절이나 방실결절은 '예외적으로' 자율신경에 민감하게 반응합니다. 그러나 자극전도계 외의 부위, 즉 심방근, 심실근의 전도 속도는 별로 영향을 받지 않습니다.

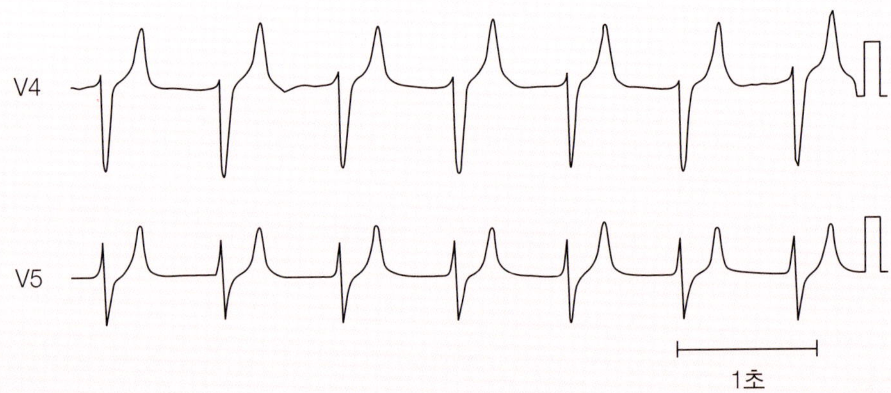

그림 8-1

- 심근의 전도를 직접 제어하고 있는 것은 나트륨 이온입니다. 나트륨 이온이 기세 좋게 세포막을 통과하여 심근세포내에 유입되면, 활발한 흥분이 생깁니다. 나트륨 이온을 통하게 하는 경로(채널)의 활발함은 "고무 끈"이 강하게 당겨지는지 어떤지에 의존합니다. 이 고무 끈에 상당하는 것이 막전위입니다. 막전위가 마이너스 측에 깊으면, 고무 끈이 강하게 당겨지고 있습니다.
- 세포외 칼륨이온농도(이것이 채혈로 측정할 수 있는 값)야말로, 고무 끈을 잡아당기는 힘을 결정합니다.
- 연결하면, QRS 폭이 넓다 → 심실의 전도가 늦다 → 나트륨 이온의 유입에 기운이 없다?칼륨 이온농도가 걱정
……이라고 하는 이야기가 됩니다.
- 그래서, 혈중칼륨이온농도의 안전 구역이 좁은 것과 QRS의 허용 범위가 좁은 것은 결부되고 있습니다.
- 칼륨 이온 농도가 정상이어도 나트륨 이온을 통하게 하는 경로를 방해하는 약제가 사용되고 있으면 QRS 폭은 넓어집니다. 항부정맥약의 대부분은 나트륨 채널 차단약이므로 QRS 폭을 연장시킵니다.
- 그래서, 폭이 확대된 QRS를 보면
  - 고칼륨혈증

- 항부정맥약이 너무 많지 않는가

……라고 생각합니다.

QRS 폭은 심실의 수축력과도 직결되고, 방치하면 심장은 멈춥니다.

각차단인것 같지 않은 QRS의 확대는 위험하다.

QRS 폭에 둔감한 것은 위험합니다.

흔한 rSr′ 패턴

V1, 2의 rSr′ 패턴은 흔한 소견입니다.

우각차단은 rSr′이라기보다 rSR′ 패턴이며, 뒤의 R이 커집니다. 좌흉부 유도에 깊은 S파를 확인합니다. rSr′ 패턴에는 우각차단의 특징이 부족합니다(그림 8-2). rSr′ 패턴은 신경쓰지 마십시오.

최근에는 순환기를 전문으로 하지 않는 선생님들도 Brugada증후군이라고 하는 병명을 알게 되었습니다. 특징적으로 우측 흉부유도에서 rSR′ 패턴과 ST 상승을 보이며, 특발성 심실세동과의 관련성이 알려진 질환으로 1992년도에 보고가 되었습니다. 의사국가시험에도 출제되고 있습니다.

곤란한 것은 진짜 Brugada증후군이 아닌데 그런 것 같은 심전도 소견을 가진 사람이 많이 있는 것입니다. 이 질환을 알고 있기 때문에 선생님은 고민합니다.

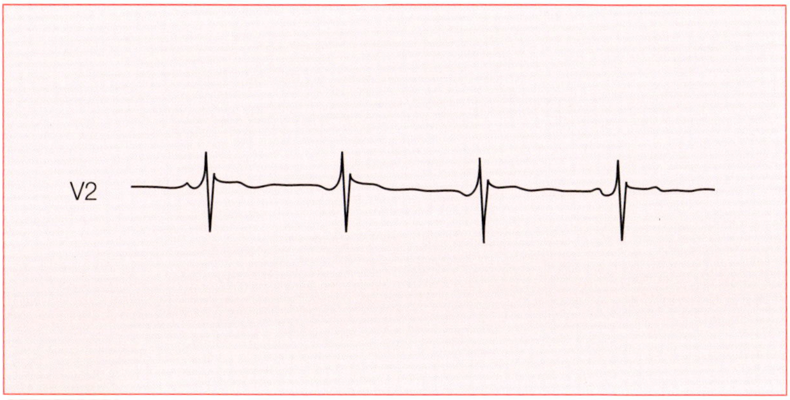

그림 8-2

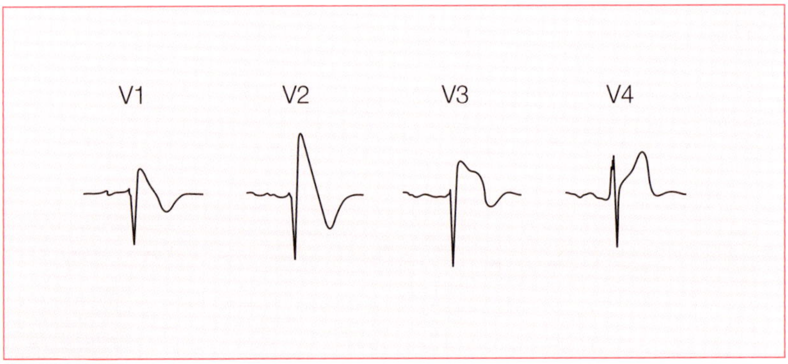

그림 8-3

- 이것저것 하는 동안에 가족력이나 징후가 부족할 때에는 「Brugada형 심전도」라고 부르게 되었습니다. Brugada증후군이라고 하는 병명을 붙여 과잉 걱정을 끼치지 않게 하기 위해서입니다. 그러나 한편, 고위험군의 환자를 놓쳐서는 안되므로, 역시 치사적 이벤트를 취급하는 영역은 어렵습니다.
- 지진예지와 유사합니다. 전문가라도 「어디서 무엇이 일어날 것인가」를 개별적으로 알 수 없습니다. 「어디선가 무엇인가가 일어날 것이다」라고 하는 점까지는 알 수 있습니다만…….
- 구체적으로 어떻게 할지, 생각해 보겠습니다. 건강진단에서 Brugada형 심전도가 지적된 사람이 클리닉에서 진찰받았다고 하는 상황입니다.
  - 가족력으로서의 돌연사와 병력으로서의 실신이나 심계항진이 없으면, Brugada증후군의 가능성은 낮은 것을 알리고 다음 단계를 권하지 않아도 좋다고 생각합니다.
  - 어떠한 가족력이나 병력이 있거나 심전도 소견이 딱 들어맞는다고 하는 형태라면 부정맥 전문의에게 소개장을 써 주십시오.
- 딱 들어맞는다고 하는 것은 그림 8-3과 같은 형태입니다. 그 분류까지는 기억하지 않아도 괜찮습니다.
- 순환기 전문의가 있는 병원에서는 운동부하시험이나 약제부하시험에 의한 선별검사가 이루어지고 전기 자극에 의한 심실세동의 유발 시험도 고려됩니다. 경험을 쌓아도 리스크 예측은 어렵다고 듣고 있습니다.

rSr′ 패턴에는 필터의 감도를 둔하게 한다.

- 적당히 하지 않으면 끝이 없습니다.

수평축회전과 R파증고불량

- 수평축회전과 R파 증고불량은 중요하게 여겨지지 않는 심전도 소견입니다. 어느쪽도 임상적 의미를 읽어내는 것이 어렵기 때문에, 구애받지 않는 편이 좋을 것입니다.
- 수평축회전에는 시계축회전과 반시계축회전이 있습니다. 전자는 흉부 유도의 이행대가 좌흉부 유도에 있고, 후자는 우흉부 유도에 있습니다. 지면에서 심장을 올려봐서 심장이 어떻게 회전하고 있는지를 표현하고 있습니다. 우심부하 등의 병태에 수반하는 축회전도 있습니다만, 흉곽내의 심장 위치의 개체차에 의한 것이 많은 것 같습니다.
- R파증고불량의 정의의 하나에 V3의 R파가 2 mm 이하라고 하는 것이 있습니다.
3 mm 미만이라고 하는 표현과 같습니다. 2.5 mm라면 어떤가 하고 고민하지 말아 주십시오. 이 정의는 몰라도 상관 없습니다. 심근경색에서는 괴사병소의 사이즈나 위치에 따라 이상 Q파는 형성되지 않고, 가끔 R파의 감소만으로 끝납니다. R파 증고불량은 이상 Q파가 없는 심근경색을 검출하자고 하는 발상으로 만들어진 생각입니다(그림 8-4). 음성 T파가 눈에 띄는 것 같으면 별개입니다만,

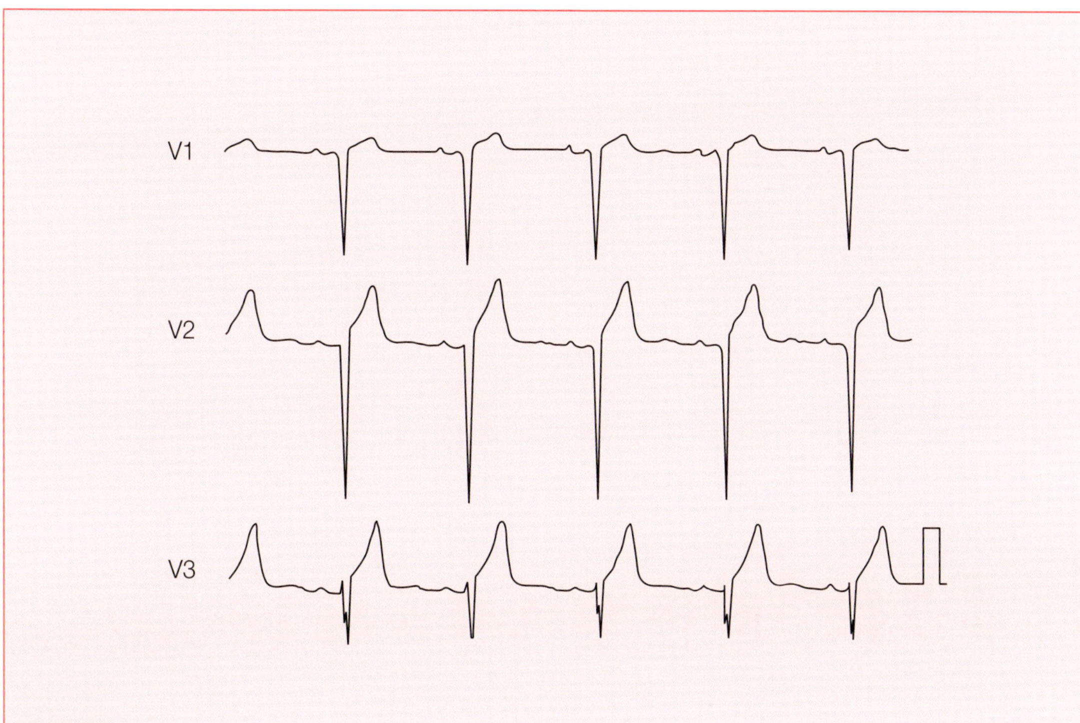

그림 8-4

특이도가 낮습니다.

수평축회전과 R파증고불량에는 예민하게 반응하지 않는다.

- 심전도 판독에서는 이 소견은 기재하지 않아도 된다고 생각합니다.

여담입니다만……

- 수련의 시절, 선배 의국원이 기재한 외래 진료기록카드를 넘기고 있으면, 혈압을 기재해야 할 스페이스에 '보통' 이라고 쓰여 있었습니다. 또한 신장, 체중도 '보통' 이 되고 있었습니다. 진료기록카드에 사용하는 표현으로서는 이상하다고 생각했지만, 지금은 알 것 같은 기분이 듭니다. 바빴겠지요.
- 수련의들에게는 발증 시기나 징후에 대해 정량적인 기술을 하도록 말해 두면서, 나 자신은 '조금 전부터' 라든지 '상당히 전부터' 로 기술하기 쉽상입니다. 이유는 있습니다. 환자는 고령인지 어떤지에 관계없이 시간 인식에 약합니다. 「4개월 정도 전에 나온 습포를 부탁합니다」 등으로 말하고 확인하면, 2년 전인 것은 흔합니다. 여러분도 같은 경험을 하시고 있지 않습니까.
- 의사와 환자의 시간은 다른 속도로 진행되고 있는 것 같습니다.

Chapter 09

「그 후」 라고 하는 소설이 있었습니다

「그 후」라고 하는 소설이 있었습니다

- 본서의 타이틀을 "내가 심전도를 읽지 못하는 이유"라고 하고 싶지만, 「그러면 너무 무기력해서 아무도 읽어 주지 않는다」라고 하는 의견에 밀려 지금의 외람된 타이틀이 되었습니다.
- 본항에서는 "내가 심전도를 읽지 못하는 이유"라고 하는 타이틀로 하고 싶어지는 기분을 헤아려 주시면 고맙겠습니다…….

판막 질환은 알 수 없습니다

- 의학생이 심전도를 가져와서 「무슨 병인지 알 수 있습니까?」라고 묻습니다.
  가르치는 쪽도 역평가를 받는 시대입니다.
- 부정맥의 진단이라면 어렵지 않지만, 판막증에서는 우심부하나 좌심실 비대가 있는가 · 없는가, 혹은 가능성이 있는 병명을 드는 것이 고작입니다. 명인재주를 보고 싶을 것입니다만, 명인이 아니기 때문에 곧바로 항복합니다.
- 제일 곤란한 것은 '대혈관 전위의 수술 후'의 심전도였습니다. 적어도 평소부터 보아서 익숙한 승모판협착이나 심첨부비대형심근증 같은 걸로 해 주었으면 하는 것입니다.
- 심전도 한 장으로 판막 질환을 알아맞출 수 있을 것 같이 쓰여져 있는 교과서도 있습니다만, 그것이 가능하기 위해서는 심전도가 전형적인 소견을 갖추지 않으면 안됩니다. 게다가 판독자가 뛰어난 논리와 경험을 갖추고 있을 것도 요구됩니다.
- 이것은 무리입니다. 옛날이나 지금이나 그러한 노력은 추천하지 않습니다.

비특이적 변화입니까?

- 나이트로글리세린에 반응을 보이는 흉통을 호소하는 59세의 여성이 진찰 왔습니다.
- 소개의사의 곳에서 기록된 심전도에는 극히 약간의 ST 저하를 확인합니다. 여성의 ST 저하는 자주 비특이적입니다만, 흉통이 있으면 그렇다고 단정할 수도 없습니다.
- 가볍게 트레드밀 부하시험을 실시했습니다.
- 이 선택에 고개를 갸우뚱하는 분도 있을지도 모릅니다. 불안정 협심증의 가능성이 있을 때 함부로 부하를 걸어 고도의 허혈을 부르는 것은 금기이기 때문에, 운동부하시험에는 신중하지 않으면 안됩니다.
- 그러나, 교과서대로는 살아갈 수 없습니다. 오전중에 「마스터의 2계단 시험은 위험해서 하지 말아야 한다」고 교과서의 원고를 쓰고 있는 선생님이 오후 외근 장소에서는 마스터의 시험을 오더하고 있습니다.
- 이렇게 변명하면서 실시한 부하 시험이지만, 눈에 띄는 변화는 없습니다. 상태를 보기로 했습니다.
- 그런데 환자는 다음주, 다시 지속되는 좌협의 통증을 호소하며 재진찰을 받습니다. 흉막염이나 심막염 등도 고려하여 혈액검사, 흉부X선사진, 심전도, 거기에 심에코도 실시합니다.
- 그러자, 간과할 수 없는 ST 저하(그림 9-1).
- 다시……
    - 요전날의 부하시험 직전에, 나이트로글리세린의 경피패치와 설하정 양쪽 모두를 사용하고 있던 것이 밝혀진 뒤
    - 잠시 후, 한 번 더 심전도를 기록하자 ST 저하는 소실하고 있었습니다(그림 9-2).
- 그래서, 「심근허혈이 틀림없다」고, 그날 중에 관동맥조영을 실시합니다.
  그런데 예상에 반해 관동맥에 협착은 확인되지 않고, 관동맥 연축도 유발되지 않습니다.

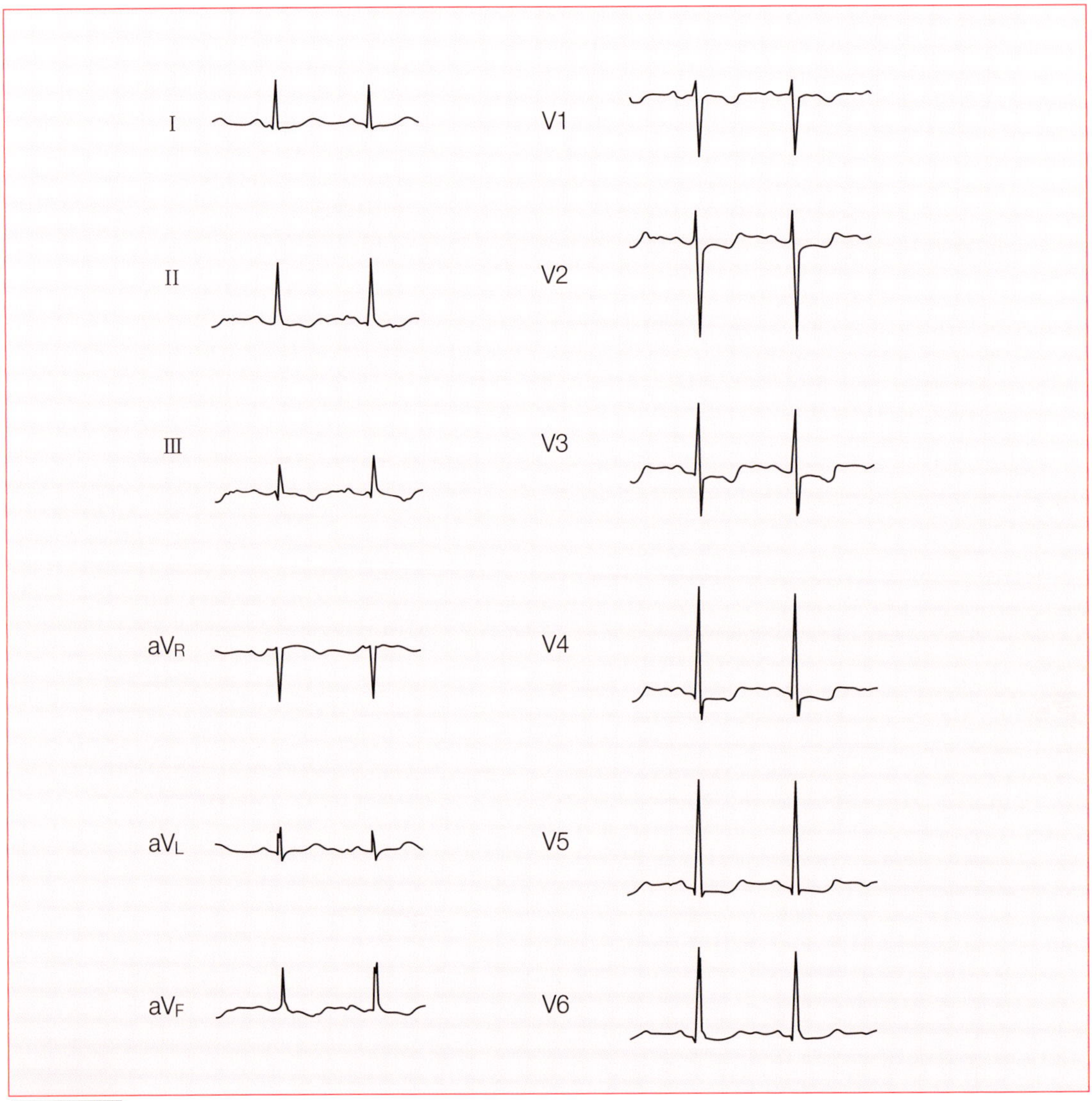

그림 9-1

■ 검사 결과를 듣고 안심했는지 흉통도 사라졌으니까, 현재 비특이적 ST 저하라고 생각됩니다. 그렇다 치더라도 훌륭한 ST 저하 입니다.

■ 그림 9-1에서는, 「비특이적 변화는 불확실한 변화?」라는 곳에서 이야기한 Ta파가 있습니다. Ta파는 P파의 뒤의 오목한 부분으로, 심방의 재분극을 반영한 하향의 흔들림입니다. 비특이적 ST 저하를 일으키기 쉽게 합니다.

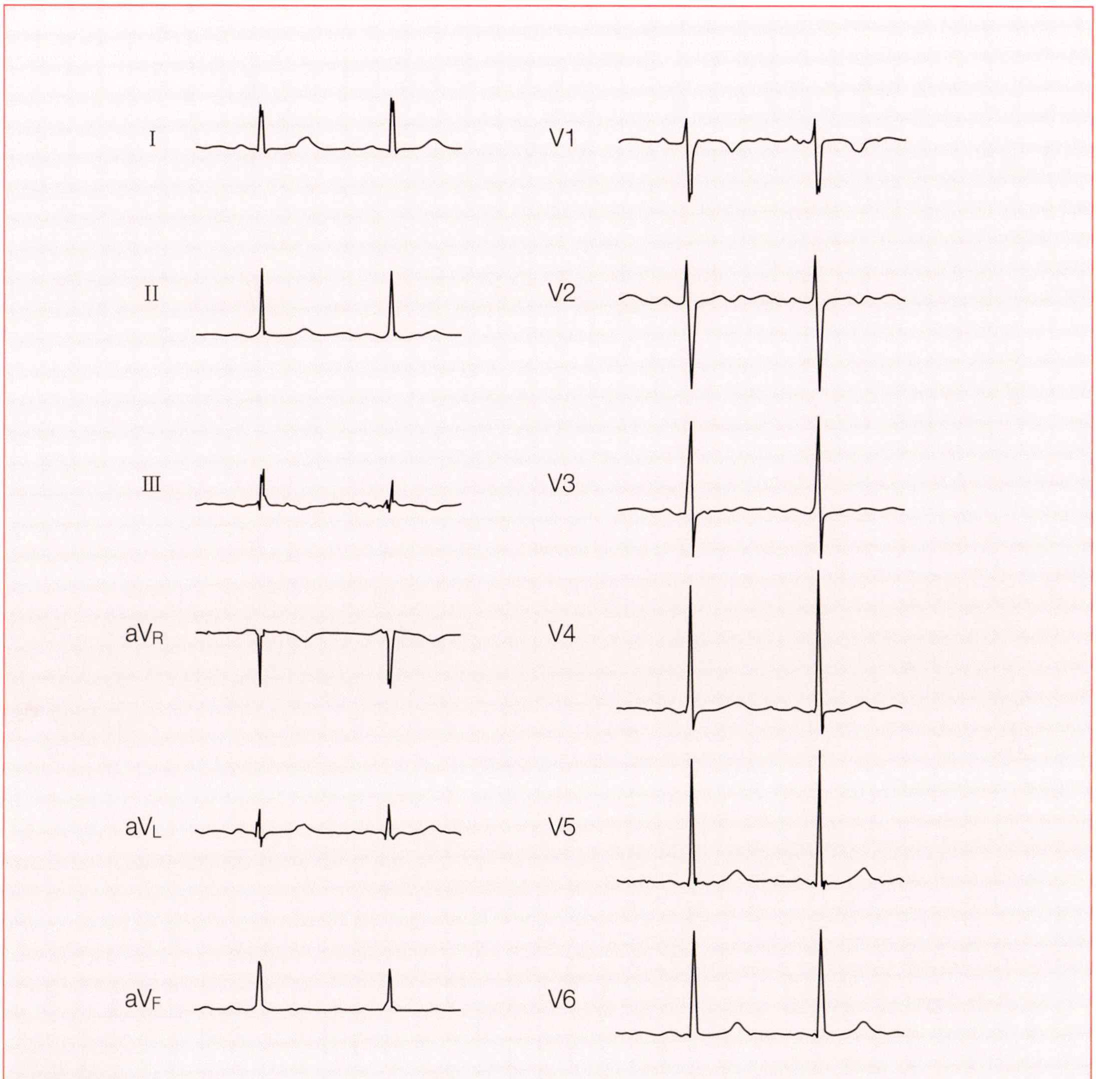

그림 9-2

전혀 눈길이 가지 않았습니다. 이런 상태에서 흔한 질환, 흔한 심전도 소견에서도 자주 착각합니다.

판막증의 수술 적응을 결정하는 것은……

- 승모판 폐쇄부전이나 대동맥판 협착을 언제 수술할지는 어려운 판단입니다. 소화기종양과는 다릅니다. 추간판헤르니아나 판막증과 같은 비종양성 질환의 경우 수술의 타이밍 결정은 선택의 폭이 넓고 괴로운 것입니다.
- 다른 장기의 예비능이라든지 심기능은 평가할 수 있지만, 이것만으로는 불충분합니다.
- 심장의 수술에서는 사회적인 활동도나 가족구성도 중요합니다. 경영하고 있는 회사의 실적이 좋아질 때까지는 살고 싶다든가 손자의 성장을 지켜보고 싶다는 등 환자의 사정도 관계됩니다.
- 또한 고려해야 할 것은 환자의 캐릭터입니다. 의사의 설명을 이해하고 신뢰할 수 있는 사람이라면, 틀이 잡힌 수술 적응을 그대로 적용시키기 쉬워집니다.
- 입원 환자의 병력을 프레젠테이션하는 연수의에게 「그 환자는 좋은 사람입니까?」라고 묻는 것은 담당 의사의 이야기에 귀를 기울여 주는 사람입니까라고 하는 의미가 있습니다. 「컴플라이언스는 좋습니까」라고 하는 표현도 있습니다만, 개인적인 취미로 "에비던스"라는 말과 같은 정도로 싫어서 사용하지 않습니다.
- 심기능이 떨어지고 나서는 수술 후의 개선정도에도 한계가 있습니다. 환자 본인이 손해일 뿐만 아니라, 외과의사의 기술도 살리지 못합니다. 그렇다면 「환자가 망설여도 필요한 수술은 강하게 설득해야 한다」고 말하고 싶습니다만, 좀처럼 그렇게도 되지 않습니다.
- 어떤 때, 고도의 승모판 폐쇄부전의 여성 환자가 「약으로 치료했으면 좋겠다」고 진찰을 왔습니다. 집요하게 수술을 권하는 전 의사에게 도망쳐 온 것입니다만, 좌심실도 크고, 노작시의 헐떡임도 나타나고 있습니다. 이대로는 점점 악화됩니다.
- 「약은 임시로 견딜 뿐. 장수하기 위해서는 수술은 피할 수 없다」고 하는 내용으로 친절하게 설명했습지만, 어떻게도 납득이 되지 못합니다.
- 2주일 후, 병원장 앞으로 「환자의 희망에 따른 의료를 거부당했다」고 투서가 왔습니다.
- 독자 제형도 평소부터 실감하시고 계시겠지만, 환자를 그런 기분이 들게 하려면 기술력과 인간력의 양쪽 모두가 요구됩니다. 신용은 입으로 어떻게든 할 수 있는 것은 아니고, 3,000엔으로 손에 넣은 단지를 300만엔에 팔 수 있을 정도의 설득력이 요구됩니다. 그렇게 될 수 있으면 기쁩니다. 다만, 나 자신은 단지를 파는 쪽에 시간을 할애할지도 모르겠습니다.

- 「그 후」라고 하는 것은 나츠메 소오세키의 소설입니다. 메이지 시대의 제국대학 교수는 박봉은 아니었다고 듣고 있습니다. 소설가가 된 것은 교사를 계속할 시간이 상당히 아까웠을까요.
- 이상한 타이틀입니다만, "확대감"이 있습니다. 본서는 심전도를 소재로 하고 있습니다만, 의도하는 바는 심전도에서 시작되어 "그 후" 어떻게 움직일까 하는 것에 대하여 말하고 싶습니다. 점점, 심전도의 이야기가 적어져도, "그 후"의 이야기라고 하는 것으로 용서해 주십시오.

여담입니다만…… 조금 시간을

- 진찰실을 방문한 환자나 그 가족은 때로 「상담하고 싶은 것이 있으니 조금 시간을」하고 말을 꺼냅니다. 이전에는 원하는 대로 이야기를 듣고 있지만, 최근에는 어느 정도 시간이 필요한가 묻고 있습니다.
- 그것은, 「선생님도 바쁘실테니까 그저 1시간으로 충분합니다」라고 하는 일이 있기 때문입니다. 아직 30명의 환자가 남아 있을 때에 1시간은 아픕니다.
- 자신을 진찰하는 김에 가족을 상담하는 것은 자연스러운 일이기 때문에, 기분 좋게 응대해야 합니다.
- 그러나, 요즈음 부담스럽게 느끼고 있습니다. 가족이라고 해도 동물의 화제가 많아졌기 때문입니다.
- 늙은 개의 간호에 대해 이야기를 들은 후에, 고양이의 가출에 낙담하고 있는 환자를 위로합니다. 고양이의 백혈병의 화학요법과 관계되는 질문도 난문이었습니다. 무엇인가 곤란해 하고 있는 것은 없습니까라고 하는 물음에 「캣 푸드의 가격 상승」이라고 하는 대답도 있었습니다.
- 현재, 개와 고양이에 대해서는 귀를 기울이고 있지만, 그것보다 작은 동물, 예를 들면 햄스터 등은 「전문외입니다」라고 용서받고 있습니다.

Column

최초로 ○○을 떠올린다

- 빈맥을 보면, 최초로 ○○을 떠올린다… 라고 하는 문제.
  이 문장뿐 입니다.
- 심전도도 보여주지 않고, 임상상도 제시하는 것 없이 내과인정의 시험에 이런 출제를 하면 기가막힐 것은 틀림없습니다.
- "정답" 은 「심방조동」.
- 왜, 이것이 정답인가 하면 깊은 근거는 없습니다.
- 내가 독선적으로 「이렇게 생각하는 편이 좋다」고 믿어 버리고 있을 뿐입니다.
- 그림 9-1의 심전도는 심실중격결손술 후의 68세 남성의 것입니다. 어떤 술식인가는 모릅니다.
- 본 순간 「뭔가 이상한데」라고 생각하면, 꽤 정상적인 감각입니다.
- P파인 것 같은 것이 있습니다. 폭이 넓어서 동조율로는 보이지 않습니다.
- QRS로 쳐도 톱니모양이 많고, 심실의 장해가 진행되고 있는 것일까요.
- 심실의 절개가 들어가 있으면 조직변성에 수반하는 각블록을 확인하기 쉽다고 들었습니다.
- 어떤 조율인가는 차치하고, 심전도 퀴즈로서 심방 흥분의 레이트는 맞췄으면 좋겠습니다.
  - 78/분?
  - 156/분?
- 심방 흥분의 레이트는 156/분이 정답. 즉 방실전도비 2:1이 되고 있습니다.
- QRS에 심방 흥분이 겹치고 있습니다.
- 심방의 절개 때문에 심방근의 변성이 진행되어 이런 P파가 되고 있는가 하고 추측했습니다. 그래서 겹치고 있는 P파를 제외하면, QRS의 변형은 그다지 없습니다.
- 심방의 박동수로 평가하면 심방성빈맥입니다.

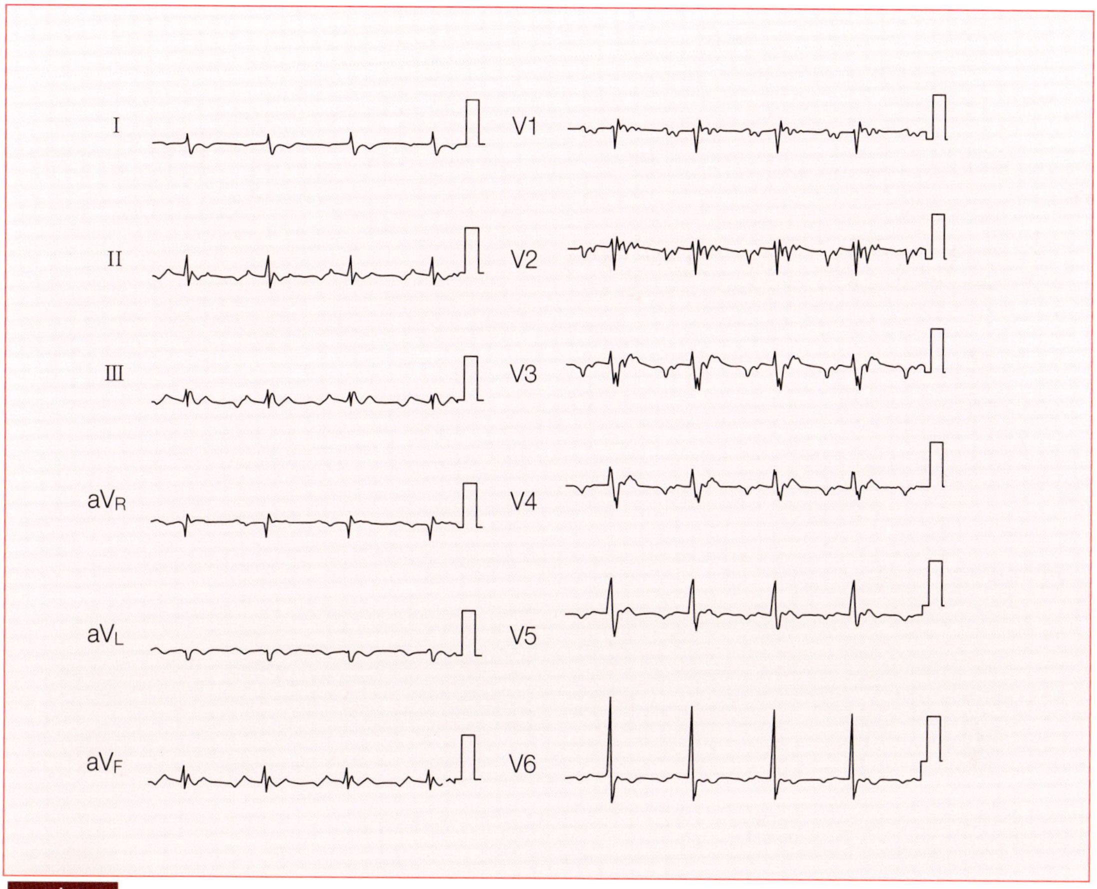

그림 9-3

- 심방 박동수를 근거로 한 감별기준으로는 심방 박동수가 250/분 이상을 심방조동이라고 부른다고 책에 쓰여 있습니다. 그 이하라면 심방빈맥.
- 250 이상인가, 250을 넘는 것인가… 구애되지 말아 주십시오. 이 근처는 '적당'으로 좋습니다.
- 250/분에 구분짓는 것은 편의적인 룰입니다만, 이것은 이것대로 나쁘지는 않습니다.
- 구미의 학회에서는 레이트에 관계없이 메카니즘에 근거해 심방조동과 심방빈맥을 구별하지 않는 분류가 제안되고 있습니다. 또, 카테터 절제를 염두에 둔 분류를 채용하면, 매크로 리엔트리성 심방조동 중의 '절 개 · 반흔관련성 심방조동/심방빈맥'에 해당하는 것은 아닐까 생각합니다.
- 이런 답답한 용어를 처음으로 듣게 된 것이라면, 곧바로 잊어 주십시오. 대부분의 분에게는 소용없는 지식입니다.

- □ 선천성 심질환의 수술 후 소견이라고 듣지 않았다면 「심방빈맥」이라고 부릅니다. 수술 후라고 알고 있으면, 아마 「반흔관련성 심방빈맥」으로 합니다.
  혹은, II, III, aV_F 유도에 등전위선이 확실치 않다고 느끼면, 「극단적으로 레이트가 낮은 심방조동」일지도 모릅니다.
  그 때의 인상으로 부르는 법도 다릅니다. 어느 것도 잘못이 아닙니다.
- □ 빈맥의 명칭은 단단히 정해져 있는 것은 아닙니다.
- □ 「빈맥을 보면 왜 심방조동을 최초로 떠올리는가」로 돌아옵니다. 실은 조금은 이유가 있었습니다.
- □ 등전위선이 있을까, 조금 의식해 주었으면 한다고 하는 의미입니다.
- □ 기선에 톱니모양감이 있으면 심방조동일지도 모릅니다. 심방에 흥분이 연속해 존재하는 것을 살피고 있는 것입니다. 어떻게 부르는가에 따라 심장 속의 모습이 보이고 있는 점에 묘미가 있습니다.
- □ 또, 심방 흥분과 심실 흥분이 2:1이 되어 있는 것을 알 수 있으면, 이 심전도를 알고 있다고 하는 것입니다. 그로부터 후의 일은 지엽말절.
- □ "방실전도비" 라는 말을 사용할 수 있으면, 좀 더 모양 좋아집니다. 간단합니다만, 의외로 팍 떠오르지 않는 말입니다.

Chapter 10

오사카로부터 전화가 옵니다

오사카로부터 전화가 옵니다

- 오사카에서 클리닉을 개업하고 있는 선배로부터 가끔, 「지금, 시간 있어?」하고 전화가 옵니다. 「이런 환자가 있는데, 어떻게 하지?」라고 하는 상담입니다.

상대적 적응

- 어느 날, 팩스로 온 것이 그림 10-1의 심전도입니다.
- II도 방실차단입니다. 베이스라인에서 PQ 시간은 길지만, 다시 조금 늘어나 있어 웬케바하형입니다. 연속해서 QRS가 떨어지고 있기 때문에, 고도 방실차단이라고도 할 수 있습니다.
- 우선, 판독은 끝났지만, 「그런데, 어떻게 하면 좋지?」라고 계속됩니다.
- 웬케바하형에서 무증상이라면 클래스 III의 「페이스 메이커의 적응 없음」이 됩니다. 다만, 웬케바하형에서도 차단 부위가 안전도가 높은 곳이라고는 할 수 없습니다.
- 전기생리학적 검사로 차단을 조사하거나 황산아트로핀이나 운동 부하에 어떻게 반응하는가에 따

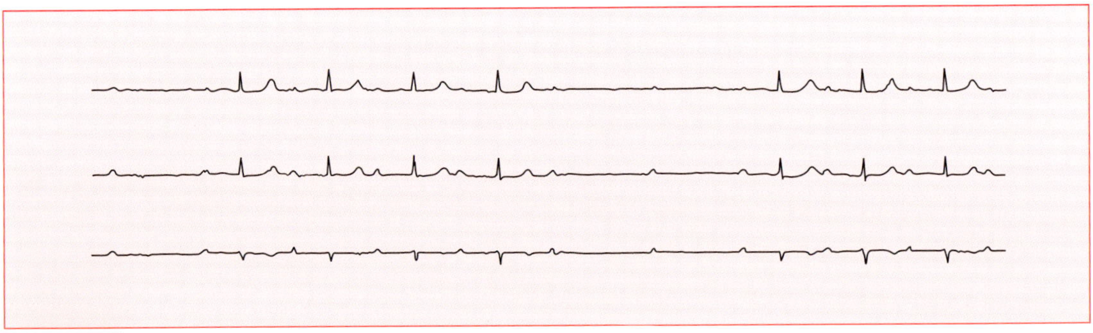

그림 10-1

라 클래스 IIa가 될지도 모릅니다. IIa라고 하는 것은 '이론이 전무라고 하는 것은 아니지만, 많은 전문가가 지지하고 있는' 페이스 메이커에 대한 상대적 적응입니다.

- 연속해서 QRS가 탈락하고 있는 것이나 모든 PQ 시간이 긴 것 및 80세라고 하는 연령에서 청년의 웬케바하형 차단과 동일 취급할 수는 없습니다.
- 그런데, 이 사람은 10년 가깝게 방실차단인 채 무사하게 살아 왔습니다. 별 증상이 없는데 갑자기 전기생리학적 검사나 페이스 메이커의 이야기를 꺼내는 것은 「귀찮구나」가 됩니다. 게다가 상대적 적응이라고 하는 것은 어느 쪽이나 있다고 하는 것입니다.
- 나의 대답은 「모르겠습니다」입니다.
- 전문 시설에의 소개를 추천했습니다.

10년 이상 계속된 심방세동

- 심방세동 환자는 싫어질 만큼 많이 있습니다. 순환기과를 표방하지 않는 선생님들도 적지 않게 자신의 외래에서 보지 않을 수 없습니다.
- 다른 날, 오사카의 선생님으로부터 80세를 앞둔 만성 심방세동 환자에 대한 질문입니다. 「10년 이상이나 항응고 요법도 실시하지 않고 무사하게 살고 있는데, 이제 와서 와파린인가」라는 것이었습니다. 혈전색전의 리스크가 전무라면, 그대로 두어도 나무랄 수 없겠지만, 위험 인자가 있으면 방치하는 것도 망설여집니다.
- 개인적으로는 심에코에서 심기능의 저하나 하이리스크가 되는 판막 질환이 있는가를 찾고, 또 고혈압이나 심비대 등의 인자가 복수 겹치면 와파린을 개시하고 있습니다. 경증의 고혈압뿐이라면, 와파린까지는 좀처럼 갈 수 없습니다.
- 단지 1년 사이에 복수의 외래 환자가 뇌경색을 발병한 해가 있었습니다. 그 후, 당분간 많은 환자에게 항응고 요법을 권했지만, 이벤트를 일으키는 환자가 적어지면, 이번에는 와파린의 사용 빈도가 줄어듭니다. 시종일관하지 않습니다. 여러가지 정보에 접할 기회는 있어도 치료 선택은 흔들리고 있습니다. 가령 수반하여 혈전색전증의 리스크는 높아지기 때문에, 10년간 무사해도 그 후가 확실히 보증되는 것은 아닙니다.
- 이 분도 「솔직히, 모르겠습니다」.

치료를 바라지 않는 심실빈맥 환자

- 그림 10-2의 폭 넓은 QRS의 빈맥(wide QRS tachycardia) 심전도가 팩스로 도착했습니다. II, III, aV_F 유도의 QRS는 상향파를 보이므로, 유출로 기원의 특발성 심실빈맥을 우선 떠올립니다. 우심실 유출로에서 발생하고 있는 것이 대부분이지만, 가끔 좌심실 유출로에서도 발생하는 것으로 알려져 있습니다.
- 그림 10-3과 같이 비지속성 심실빈맥도 기록되고 있습니다. 이 타입은 자주 운동에 의해 유발되기 때문에 교감신경 활동이 요인이 됩니다. 이소프로테레놀로 유발되고, β차단약으로 억제되는 것에서도 자율 신경과의 관련성을 엿볼 수 있습니다.
- 특발성 심실빈맥에는 두 개의 타입이 있습니다. 파형으로서도 특징이 있기 때문에, 순환기 전문의라면 진단은 용이합니다만, 무리하게 기억할 필요는 없습니다.
- 심실빈맥의 일반론으로서 알아 두어 손해가 없는 것은,
  - 기질적 심질환의 배경이 없는 심실빈맥이 존재한다
  - 비교적 QRS 폭이 정상에 가깝다

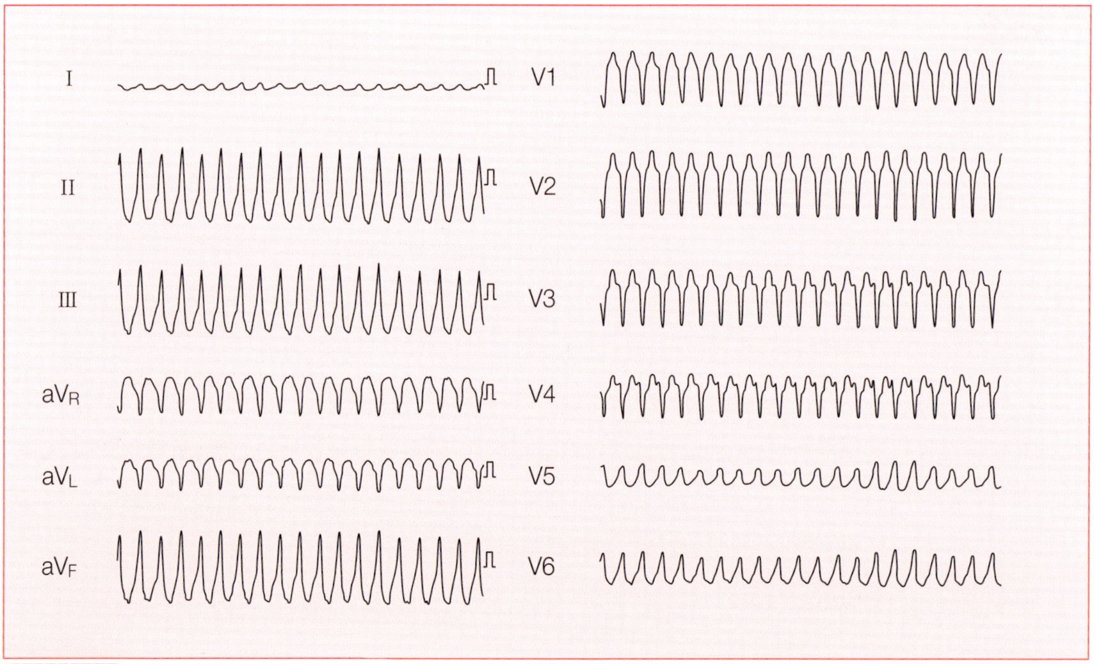

그림 10-2

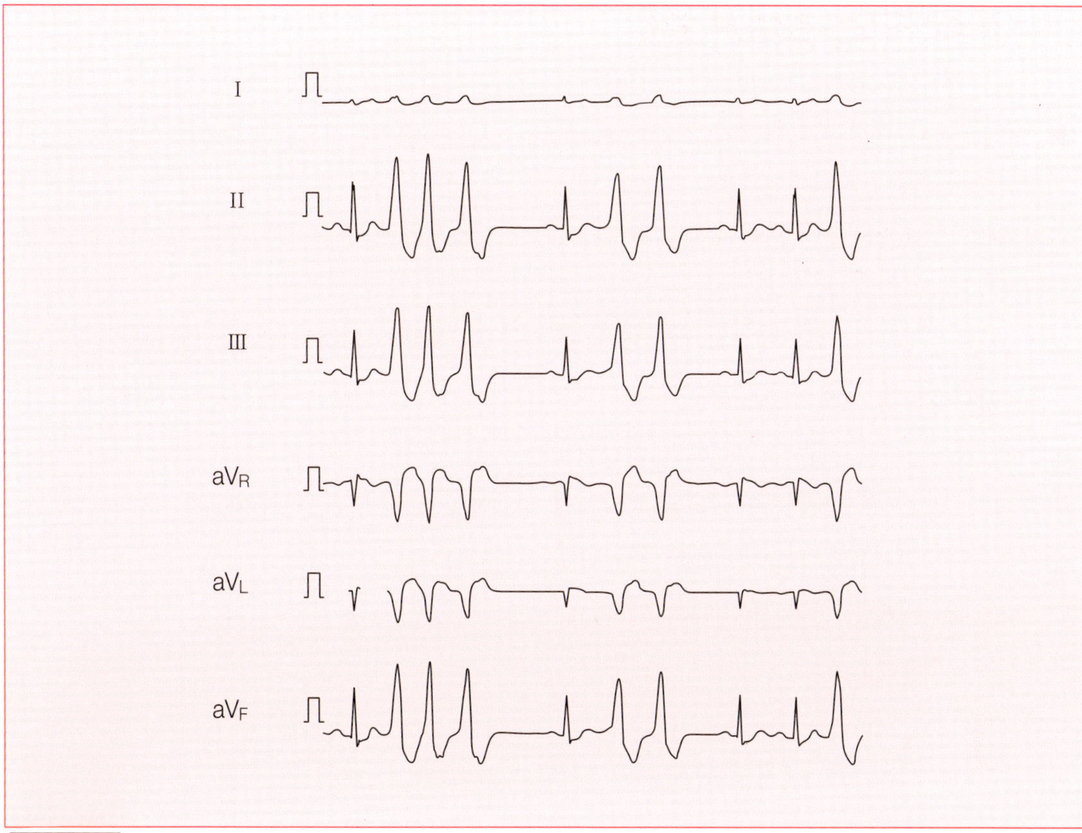

그림 10-3

- 우각차단이나 좌각차단의 어느 쪽이나 있다.
- 약물 치료도 비약물 치료도 유효하다.

……라는 것입니다.

이 환자는 확실히 심실빈맥이 있고, 이와 같이 심전도로 기록되고 있습니다. 그런데, 치료해 주었으면 한다고 생각하지 않습니다. 왜 치료를 희망하지 않는가 하면, 「조용히 하고 있으면, 그 동안에 자연스럽게 정지하기 때문에, 별로 곤란해 하고 있지 않다」라는 것입니다. 교감신경 의존성이므로 혈중 카테콜라민도 영향을 주겠지요. 조용히 하고 있으면 반드시 다스려진다고 알고 있으므로, 일부러 치료하고 싶지 않은 것입니다. 아마 그림 10-2의 심전도가 기록되었을 때는 불안도 강하고 혈중 카테콜라민도 좀처럼 저하되지 않았던 것일지도 모릅니다.

그 후, 발작을 반복하는 동안에 「조용하게 기다리면 된다」라고 하는 해결책을 체득한 것입니다.

이대로 방치해도 아마 괜찮은 것으로 생각하고, β차단약을 권해도 좋을 것입니다.

- 카테터 절제로 근치할 수 있으면 발작으로부터 해방되므로 QOL는 향상되기 때문에, 이것도 정답입니다. 절대로 이렇게 해야 한다고 하는 원칙은 없습니다.
- 「어떤 것이나 정답」이라고 대답했지만, 오사카의 선생님으로부터는 「강약이 없는 대답이구나」라고 채점되었습니다.

여담입니다만…… 환자는 교과서를 초월한다

- 「신체가 아프다」, 「손발이 차가워진다」 등으로 호소하는 환자는 많이 있지만, 좀처럼 시원하게 진단할 수 없습니다.
- CRP도 혈침도 확실히 상승하고 있는 류머티즘성 다발근통증이나 늑골에 분명하게 금을 확인하는 국소의 흉통이라면 수월해지고, 말초의 동맥 박동이 잡히지 않는다면 어프로치의 방법도 있습니다만, 빈도로서는 화상이나 혈액검사에 특징적인 소견이 부족한 케이스가 많은 것 처럼 생각되지 않습니까?
- 어느 겨울날, 80세를 넘은 시어머니가 며느리에 이끌려 초진 외래를 왔습니다. "신체가 뜨겁다" 라고 하지만, 외형은 건강합니다. 언제쯤부터 시작된 증상인지, 미열은 있는지 이야기를 진행시켜도 좀처럼 감이 오지 않습니다.
- 잠시 후에 "새삼스럽게 허리 부근이 뜨겁다" 라고 하는 것을 알았습니다. 「허리가 뜨겁다니, 손난로라도 넣고 계신 거 아닌가요」라고 말하자, 시어머니는 「그러고 보니……」하며 뒤쪽을 부시럭부시럭 찾아 두껍게 껴입은 허리 근처에서 일회용 손난로를 꺼내는 것이 아니겠습니까. 습관적으로 매일 손난로를 허리 근처에 두고 있었으므로 뜨거웠던 것 뿐입니다.
- 이 환자를 명의 소리를 듣는 선생님에게 보이면 어떻게 진단할지 흥미가 있습니다. 시어머니는 손난로 탓으로 괴로워하고 있던 것을 알고 나름대로 만족했지만, 며느리는 얼굴을 붉히고 시어머니의 손을 끌고 돌아갔습니다.
- "외래 진료의 명인이 된다" 라든지 "진료 필수 휴대, 여기가 포인트" 라고 하는 타입의 매뉴얼이 서점에 늘어서 있습니다. 날마다 참고로 하고 있지만, 이 시어머니는 교과서를 초월하고 있었습니다.

Chapter 11

그것을 병이라고 해야할 것인가?

그것을 병이라고 해야할 것인가?

- 장기별 진료를 철저하게 한 병원에서는 점혈변이나 전신성 홍반의 환자를 순환기과 의사에게 보이는 일이 없습니다. 그리하여 20여년, 세상에 어떠한 질환이 어떠한 빈도로 존재하는지 느끼지 못하고 살아 왔습니다.
- 장소는 바뀌어 지금 근무하고 있는 곳은「뭐든지 보는 내과」. 좋게 말하면 '종합 내과' 입니다만, 직접적으로 말하면 '병원에 하나뿐인 내과' . SMAP의 노래의 타이틀을 닮았습니다.
- 요전날, 회진에서 만난 것은 베게너 육아종증이 의심되는 환자. 비강을 막듯이 반창고가 붙여져 있습니다. 주치의로부터 코점막의 생검(조직의 채취)이 막 끝났다고 귀엣말을 듣고 어떤 병인가 생각해 냈습니다. 언제나 학생에게는 이 질환과 관련된 항호중구세포질항체는 P-ANCA인가 C-ANCA인가 하고 질문을 하지만, 어느게 정답인지 곧바로 잊어 버립니다.
- 드문 병이라고 믿고 있던 류머티즘성 다발근 통증도 나름대로 만납니다. 상세한 내용을 선생님에게 물으면「모르기 때문에 없는 것처럼 보인다」라는 것입니다.

삼첨판은 몇 개의 판으로 되어 있는가

- "모르기 때문에 없는 것처럼 보인다" 는 것의 하나, 대동맥 이첨판부터 이야기를 시작합니다.
- 심에코의 리포트에 '2첨판입니다' 라고 쓰여 있습니다.
- 몇번이나 나오지만, 처음에는 어떤 의미인지 바로 감이 오지 않습니다. 「표면적으로 병명을 알고 있는 것」과「어떤 의미가 있는지를 납득하고 있는 것」은 별개입니다.
- 대동맥판은 삼첨으로 구성되어 있습니다. 우심방과 우심실의 사이에 있는 삼첨판도 그 이름과 같이 세 개의 판으로 되어 있습니다. 이따금 학생에게「삼첨판은 몇 개의 판으로 되어 있습니까」라고 질문합니다. 왜, 이런 초보적인 것을 묻는가 하면, 사물을 배우는 인간은 최초의 한 걸음부터 알지

못하는 것입니다.

- 옛날 누군가의 소설에서 「유럽에 있어서의 30년 전쟁은 몇년 계속되었는가」라고 하는 세계사의 문제에 대해 쓰여 있었습니다. "설마, 그런 것"이라고 하는 레벨부터 질문하는 것이 친절입니다.
- 이첨판으로 돌아옵니다만, 원래 삼첨이어야 할 것이 이첨이 되어 있으면 약간의 협착을 만듭니다. 정상의 대동맥판구 면적은 3 cm^2 정도. 이것이 1 cm^2를 밑돌면 증상도 생기고, 0.7 cm^2 전후에서 수술 적응도 됩니다. 물론 증상이나 압교차, 환자의 연령도 생각지 않으면 안됩니다.
- 이첨판이라고 쓰여 있어도 압교차가 작은 동안에는 대동맥판 협착이라고 하는 진단은 되지 않습니다만, 경과 관찰에 대해 주의를 촉구하기 위한 코멘트입니다.

이첨판이라고 하는 코멘트는 '향후 심에코를 추적하는 것을 권하는' 메세지 이다.

- 판의 형태에 의해 생기는 난류가 10년 단위로 대동맥판의 변성과 경화를 촉진하고 때로 40세를 지난 무렵부터 증상을 수반하는 대동맥판 협착으로 진행됩니다.
- 70세를 지나고 나서 발견되는 대동맥판 협착과는 다릅니다. 병리학적으로 세세한 것은 어쨌든, 여기는 가령의 일환으로서 나타나는 조직의 경화입니다.
- 정리하면……
  대동맥판 협착에는 2 종류가 있고,
  - 고령자, 특히 여성에게 많은 대동맥판 협착 → '장기숙성형' 대동맥판 협착
  - 청년 발증, 남성에게 많은 대동맥판 협착 → '조기발육형' 대동맥판 협착

  입니다.
- 류머티즘성의 것이 들어가 있지 않기 때문에 의심스럽게 생각될지도 모릅니다. 류머티즘성 판막증은 승모판의 경화와 협착이 주된 병변이고, 단독으로 대동맥판 협착만이 보이는 경우는 매우 드뭅니다.

류머티즘성의 단독형 대동맥판 협착은 존재하지 않는다.

- 요즘은 승모판협착 환자를 만나기가 어렵습니다. 왜, 승모판협착이 없는 것인가 하면, 원인이 되는 용련균 감염이 적은데다 판막증을 부르는 면역 기전이 작동하지 않게 되었기 때문일까요. 아마, 위생 상태나 영양상태가 관계된 듯 합니다.

- 청결하고 건강한 라이프스타일은 그 자체가 질환 예방으로 연결되는 것을 나타내는 일례입니다. 옛 결핵 치료의 "영양을 취해 신체를 쉴 수 있다" 고 하는 것과 통하는 것이 있습니다.
- 대동맥판 협착의 이야기로 돌아옵니다만, 그림 11-1은 분명히 압교차가 있는 진짜 대동맥판 협착입니다. 그럼에도 불구하고, 심장에 영향을 주는 곳이 없는 담백한 심전도입니다.
- 일반론이지만, 판막증이라고 해도 심전도 변화는 그만큼의 것이 아닙니다. 교과서에는 '그만한 변화가 있는 것' 만이 실려 있습니다.

판막증의 대부분은 정상적인 심전도이다.

- 심전도에서 눈에 띄는 곳이 없는 대동맥판 협착은 당장은 무사하게 살 수 있습니다. 무증후의 대동맥판 협착은 방치해도 정상인과 예후가 다름없다고 말합니다. 혈떡임도 없고, 입원의 기왕도 없는 고령의 대동맥판 협착은 다만 지켜볼 수 밖에 없습니다. 즉, 고령자의 AS(대동맥판협착증)는 병이라고 부르는 것은 어울리지 않습니다.

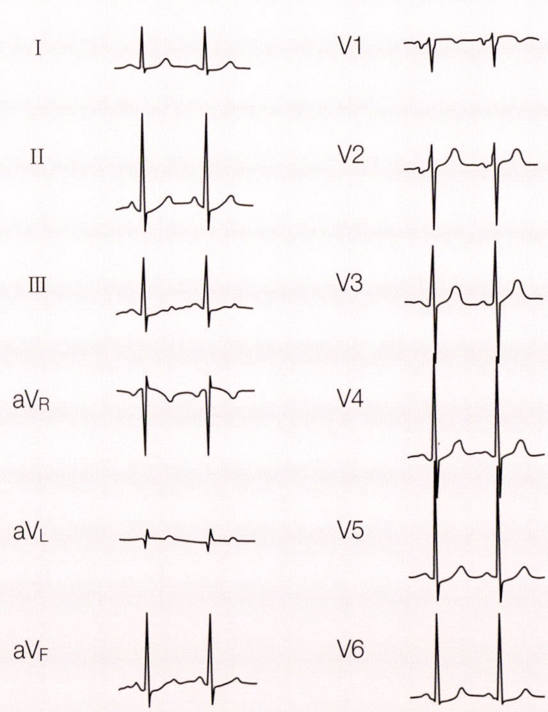

그림 11-2

그러나, 주의해야 할 것은 격렬한 운동은 사고를 부른다고 하는 것입니다.

운동해선 안 되는 판막증

심질환의 환자나 가족으로부터 「운동해도 괜찮을까요」라든지 「무엇인가 먹는 편이 좋다든가 먹지 않는 편이 좋다든가 하는 게 있습니까」라고 듣게 됩니다. 운동을 제한해야 할 병으로서 하나만 기억해 두고 싶은 것은 대동맥판 협착입니다.

승모판폐쇄부전이나 확장형 심근증이라면 움직여도 괜찮을까 묻는다면 「상식적인 범위라면 자유롭게 하십시오」라고 말합니다. 헐떡이면서까지 버틸 수는 없습니다.

대동맥판 협착은 별개입니다. 심실은 압부하에는 의외로 견딜 수 있습니다. 의지가 되면, 버틸 수 있습니다.

그러나, 힘을 쓰면 좌심실압이 200mmHg를 웃돌아 자율신경의 반사를 일으켜 쇼크를 일으킵니다.

심실의 벽에는 미주신경의 수용체가 있어 혈관 확장이나 서맥의 리액션을 부릅니다. 이 쇼크로 돌연사할지도 모릅니다.

심실에는 부교감 신경 섬유는 적습니다만, 그에 비해 하벽경색시의 방실블록과 같이 미주-미주신경 반사는 제대로 나타납니다. 이 근처가 자율 신경의 어려움입니다.

- 대동맥판 협착은 버틸 수 있다 → 버티면 사고사 → 격한 운동은 엄금.
- 그 이외의 심질환 → 버틸 수 없고, 운동에 의한 돌연사는 드물다 → 좋을대로 시킨다.

그림 11-1의 심전도에 비하면, 그림 11-2는 고전위도 ST-T변화도 눈에 띕니다. 꽤 진행한 대동맥판 협착입니다.

좌심실의 괴로운 분위기가 ST-T의 스트레인 패턴에 나와 있습니다. 여기까지 가면 외과적 치료, 즉 판치환없이는 해결할 수 없고, 좀 더 전에 수술을 권하는 편이 좋았을 것입니다. 여기에서서는 압교차가 얼마라면이라든지 판구면적이 어느 정도라면이라고 하는 정량적인 이야기는 하지 않습니다.

여담입니다만 …… 지도의사의 가르침

- 수련의 때는 지도의사의 가르침을 고맙게 받아들였습니다.
- 몇가지 들면 …
  ① 인간의 신체에서 나오는 코르티솔의 양은 프레드닌®으로 환산하면 1정(5 mg).
  ② 심전도의 ST-T변화를 보면 갑상선기능저하증(점액수종)도 의심된다. 심막 아래에 지방이 쌓여 있다.
  ③ 젊을 때에 고생하면 나이를 먹어도 고생한다.
  ④ 하코네보다 서쪽에서는 NYHA(심부전의 그레이드에 관한 분류)를 니하라고 읽지만, 도쿄에서는 엔와이에이치에이라고 읽는다.
  ⑤ 당직 시에 맥주를 마셔도 괜찮지만, 진짜 술을 마셔서는 안 된다.
  …… 라고 하는 지도를 해 주었습니다.
- 덧붙여, ⑤의 내용은 그 후의 수련 중에 실수라고 정정하셨습니다.
- 수련의 시작 1개월이 지났을 무렵, 스트레스로 위가 아파 소화기 전문 지도의사에 의해 위카메라를 받았습니다. 들여다 보니 궤양반흔. 위 안에 카메라가 들어가 있으면 말할 수 없으므로, 「일부러 생검하지 않아도 좋습니다」라고 말하는 대신에 오른손으로 물건을 집는 흉내를 내고 다시 양손을 교차해 ×표를 만들었습니다.
- 의도하는 바가 전해졌다고 생각한 지도의사는 3개소나 생검하면서 「마작은 당분간 안돼」라고 꾸중의 말을 하였습니다. 나의 오른손은 패를 집는 형태를 닮았던 것 같습니다.
- 어떤 피안의 한 낮, 에도가와 다리에서 칸다 강을 지나 돌아가는 도중, 절의 모퉁이의 게시판에 「꾸중들은 은혜를 잊지 않고 참배」라고 하는 말이 게시되어 있었습니다.

- 수고와 시간을 들여 지도해 주신 선배에게 감사하고 있지만, 고맙게도 여러분이 건강히 지내고 있기 때문에 이 피안의 가르침은 살릴 수 없습니다.

Chapter 12

당신은 누구?

당신은 누구?

- 신경해부학이나 세균학 공부를 하는 것은 큰일입니다. 교과서를 펴도 그 맥락이 없음에 놀랄 뿐입니다.
- 그런데, 책을 읽어도 좀처럼 머리에 들어오지 않는 이유는 하나가 아닙니다.
  ① 「알 수 있게 해주자는 서비스 정신은 갖고 있지 않은 집필자」인지도 모르겠고, 「알기 쉽게 쓰는 방법을 모르는 것」도 있습니다.
  ② 혹은, 아무래도 알기 쉽게 안 되는 내용일지도 모릅니다.
  해부학은 「전국의 시읍면 이름을 암기하는 과목」같은 것으로, 컴팩트하게는 할 수 없습니다.
  ③ 또한 「간신 같은 곳은 해명되어 있지 않지만, 일단 알고 있는 것으로 치고 이야기를 진행시키고 있을」 가능성도 있습니다.
- 「부정맥의 약물 치료를 모르겠다」라고 하는 소리를 듣습니다. 개인적으로는 상기의 3번째의 이유에 해당된다고 생각합니다.
- 부정맥의 약물 치료의 이야기를 하겠습니다.

어떤 것을 모르는가

- 30년 전의 항부정맥약이라고 하면, 퀴니딘과 프로카인아미드 정도밖에 없습니다.
- 거의 잊혀지고 있지만, 퀴니딘 실신이라고 하는 용어가 있습니다. 최부정맥 작용에 유래하는 실신이겠지만, 이 정도 네가티브한 이미지에도 불구하고, 잘 살아남고 있습니다.
- 1978년에 디소피라미드가 마법의 항부정맥약으로서 세상에 나왔습니다. 아직껏 큰 사용적응증을 갖는 뛰어난 약입니다.
- 당초, 디소피라미드의 약리 작용에는 미지의 곳이 많이 있고, 그래도 후발약의 라인 업이 갖추어지

는 무렵에는 약리 작용이나 전기생리의 지식도 깊어졌습니다.

- 깊어진 지식이란……
  - 심근세포의 이온 채널(세포막에 있는 이온을 선택적으로 통하게 하는 경로)이란 어떤 것인가.
  - 이온 채널을 항부정맥약이 어떻게 폐쇄하는가.
  - 부정맥은 어째서 발생하는가.

  ……라고 하는 3점입니다.
- 여기서, 무엇인가가 빠져 있습니다.
- 그것은 '사람의 부정맥에 약제가 효과를 발휘할 때의 구체적인 메카니즘' 이 조금 부족해 보인다는 점입니다.
- 발작성상실빈맥에서는 흥분선회로가 블록되는 부위를 알고 있습니다만, 기외수축, 심방세동, 심실빈맥에서는 애매모호한 점이 남아 있습니다.

WPW증후군에 의한 심계항진에는

- 그림 12-1의 심전도는 심계항진을 호소하고 있는 51세의 남성에게서 기록되었습니다.
- WPW증후군입니다.
- W, P, W는 월프 선생님, 파킨슨 선생님, 화이트 선생님 입니다.
- 이 질환이 알려지게 된 것은 대략 100년 전이고, 보고된 것은 1930년이기 때문에 꽤 오래 전부터 알려져 온 질환입니다.
- 어딘가 다른 시설에서 보고될 것 같다는 정보를 얻고 당황해 논문을 정리했다고 듣고 있습니다.
- 심방과 심실을 잇는 정상 전도계 외에, 제2의 경로가 존재하고 있는 것이 이 병의 실태입니다.
- WPW증후군의 심계항진라고 하면,
  - 발작성 상실빈맥
  - 위성 심실빈맥

  …에 정해져 있다고 생각될지도 모릅니다만, 이 환자가 호소하는 것은 반복되는 심계항진감으로 감이 오질 않습니다.

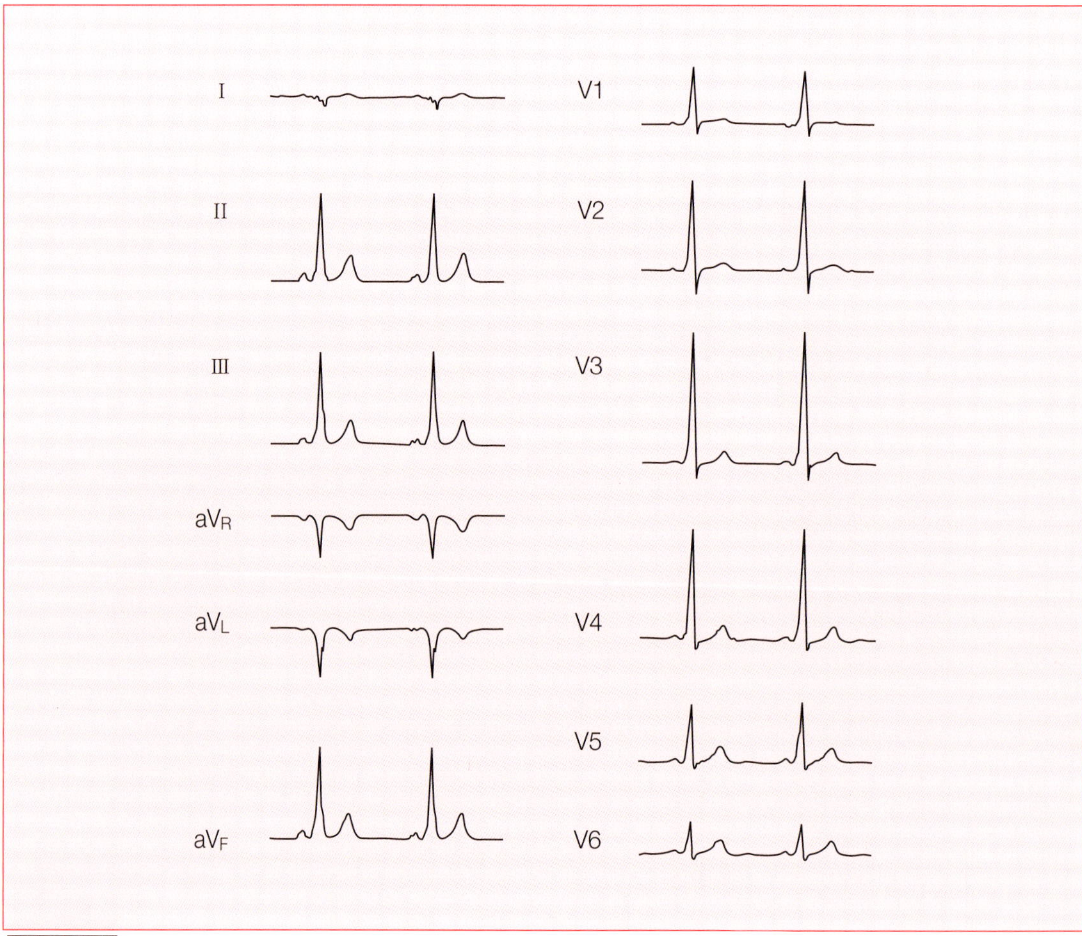

그림 12-1

- 1년 정도 지났을 무렵, 증상을 설명할 수 있을 것 같은 심전도를 기록할 수 있었습니다(그림 12-2).
- 델타파에 눈을 빼앗기면 이해하기 어렵습니다만, 심방 기외수축의 쇼트 런(연발)이 확인됩니다.
- 레이트 150/분의 쇼트 런이 끊임없이 나타나고 있기 때문에, 심계항진이 있는 것도 납득이 갑니다.
- 심방 기외수축을 줄이면 편해질 것입니다.

심플한 생각으로 간다면

프로카인아미드, 디소피라미드, 시벤졸린, 플레카이니드, 필시카이니드, 프로파페논…….

교과서를 펴면, 위와 같은 약제가 열거되고, 다시 '각각의 임상상에 따라 구분하여 사용한다' 고 쓰여 있습니다.

곤란하지 않습니까.

무엇을 기준에 선택하는지 룰을 단순하게 하고 생각하면, 의외로 간단합니다.

- 위험한 부정맥 → 아미오다론 밖에 없다.
- 그 이외 → 리스크가 적은 약이다.

이 환자는 심계항진이 있어도 걸어서 병원에 올 수 있었으니까, 생명과 관계되는 부정맥이 아닙니다.

그럼, 리스크가 적은 약제를 어떻게 선택하는가 하면, 「환자의 임상상에 따라 생각하니까」 어려워집니다.

시점을 바꾸어 주십시오.

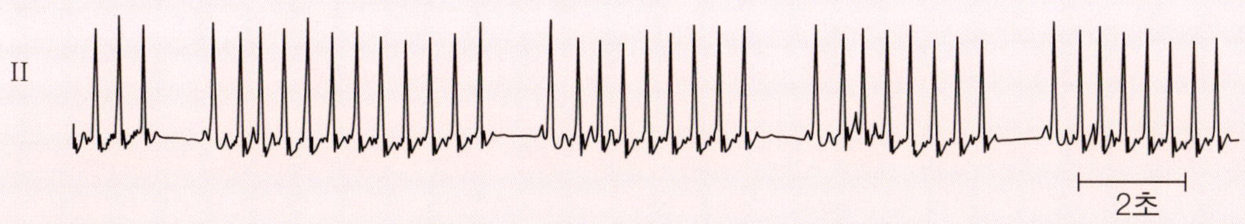

그림 12-2

「당신이 누구인가」에 의해 약제의 선택이 정해진다

- '당신' 이란 환자가 아니고 '치료하는 측의 당신' 입니다.
- 부정맥같은 건 좋아하지도 않고, 약리 작용의 세세한 곳도 흥미는 갖지 못하고, 처방했던 적이 있는 것은 디소피라미드와 필시카이니드뿐인 당신이라면, 선택사항은 이 둘밖에 없습니다.
- 단 둘 중에서 선택하는 것은 너무나 재주가 없어서 미안하다고 생각할지도 모릅니다만, 괜찮다.
- 왜냐하면, 개개의 환자에 대해 기외수축의 수를 줄이는데 어느 약제가 베스트인지를 정확하게 예측하는 것은 무리이기 때문입니다. 부정맥의 전문가라도 그 이외의 영역의 의사라도 결과에 큰 차이는 없습니다.
- 고령자나 심기능 · 약제대사면에서 요주의의 환자에서는 위험한 다리를 건너지 않는다고 하는 배려가 있으면 충분합니다.

조금은 논리적으로 생각하고 싶으면

- 실은 이 환자는 플레카이니드를 사용했습니다. 왜 그렇게 했는가 하면,
  - 심기능은 좋기 때문에, 음성변력작용(심근수축력을 저하시키는 작용)이 있어도 걱정없고,
  - 심근에의 작용도 샤프하고,
  - 게다가 최부정맥 작용이 적기(QT 연장 작용이 없기) 때문에

  …… 좋은 결과를 기대할 수 있다고 생각했기 때문입니다.
- 복용 개시 다음날에는 심계항진감이 소실했습니다.
- 그럼, 디소피라미드나 필시카이니드를 이용하면 어떠했는가 하면, 아마 같은 정도로 효과 있었을 것이라고 추측합니다.
- 어느 항부정맥약이 효과 있는 환자에서는 다른 항부정맥약도 그 나름대로 효과가 있을 확률이 높다고 하는 것이 보고되고 있습니다.
- 그래서, 여러가지 생각하고 약제를 선택하는 것도 즐거운 것입니다만, 단지 사용에 익숙하기 때문이라는 이유로 항부정맥약을 선택해도 그다지 벗어나지 않는다고 하는 것이 지론입니다.

약의 "성격"에 생각을 달린다

- 일본의 경구 항부정맥약은 필시카이니드(산리즘®)밖에 없습니다. 메이드 인 재팬으로서 온 세계에 보급되고 있는 것은 아니고, 로컬인 약제입니다.
- 그러나, 일본제다운 훌륭한 맛이 있습니다. 어떤 곳이 일본을 느끼게 하는가 하면, 약리 작용이 Na^+ 채널 차단작용만으로 심플한 점입니다.
- 심근의 전도를 스트레이트하게 억제합니다.
- 소금만으로 요리하는 것과 비슷합니다.
- 보통이라면, 좀 더 쓴 맛을 더하거나 미림 풍미를 붙이고 싶어집니다만, 어쨌든 짠맛뿐입니다.
- 이 '깨끗함' 덕분에, 사용하기 쉽게 되어 있습니다. 예를 들어 말하면, 부모가 말하는 것을 잘 듣는 순수한 젊은이.
- 필시카이니드는 집을 나올 때, 앞문 밖에 사용하지 않습니다.
- 뒷문은 사용하지 않는 것에 주의 합니다. 앞문의 신장에서 밖에 배설하지 못하고, 뒷문의 간장으로부터는 나올 수 없습니다.
- 대조적으로, 벨기에산의 아미오다론(안카론®)은 버릇이 있는 성격입니다. 취급하기 어려운 놈이지만, 완력이 강하기 때문에 의지가 됩니다.
- Na^+ 채널, K^+ 채널, Ca^{2+} 채널, α 차단작용, β 차단작용 등 다채로워서 구라파식의 복잡한 맛내기 입니다. 맛만 봐서는 안에 무엇이 들어가 있는지 모릅니다.
- 필시카이니드와 아미오다론이 양극단이라면, 다른 항부정맥약은 그 틈새에 위치합니다. 플레카이니드는 동생인 필시카이니드보다 좀 무뚝뚝하게 보이지만, 내용은 성실하고 끈질긴 타입입니다.
- 어떤 식으로 약을 선택하는가 묻는다면, 약의 '성격' 에 생각을 달리면서 투약한다고 대답합니다.
- 항부정맥약은 모두 캐릭터가 진한 것 뿐입니다.